간호학과
신입생 필독서

미래 간호사를 위한 첫걸음

나를 관리하고 꿈을 설계하다

THE FIRST STEP TOWARD
BECOMING A FUTURE NURSE

김원경 저

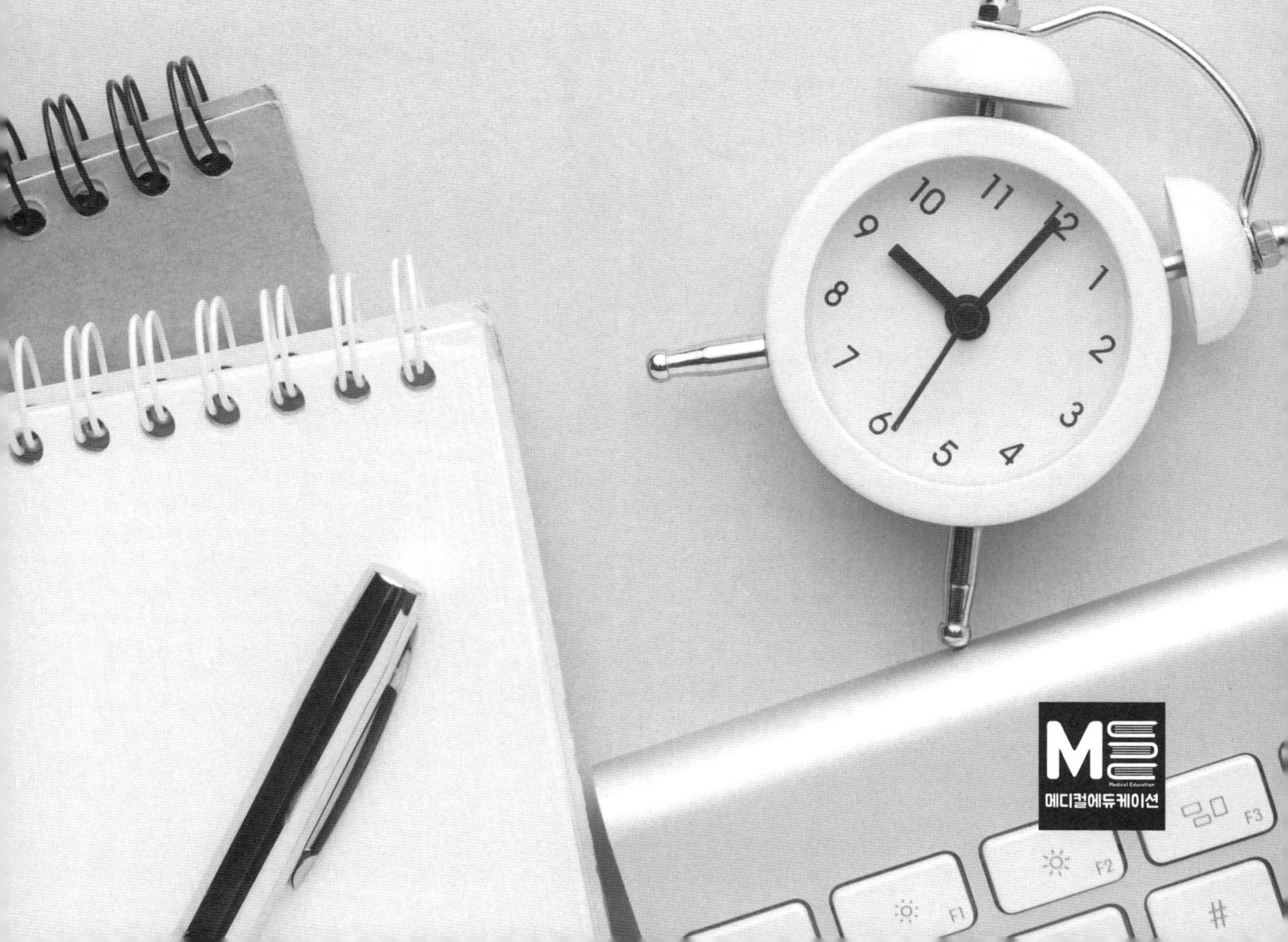

메디컬에듀케이션

간호학과
신입생 필독서

미래 간호사를 위한 첫걸음
나를 관리하고 꿈을 설계하다

2025년 2월 18일 인쇄
2025년 2월 25일 발행

저 자 김원경
발 행 인 이문수
발 행 처 메디컬에듀케이션(Medical Education)
등 록 제 2021-000122 호
주 소 경기도 용인시 수지구 신수로 767, B동 732호(동천동, 분당수지 U-TOWER)
이 메 일 medu@medupub.com
홈페이지 www.medupub.com
전 화 Tel. 02-6482-3461 Fax. 02-6499-3463

I S B N 979-11-6900-271-4 (93510)
정 가 20,000원

저자소개

김원경(金垣京)

現) 남부대학교 간호학과 교수
간호학박사
한국형에니어그램 강사
진로지도사
서비스고객만족(CS)강사
前) 중앙대학교병원 응급실 간호사
前) 동광주병원 응급실 수간호사
前) 광주희망병원 간호부장

저자 서문

시작하며

안녕하세요? 간호사 김원경입니다. 스므살... '굳이 대학입학이 필요하겠는가?' 처절한 고민속에 내려진 결론이 아니라 원하는 대학 입학이 되지 못하니 특별히 하고싶은 일도 없으면서 내려진 현실도피성 결론이었습니다. 취업걱정 없겠다는 어머니의 강권으로 간호학과를 입학하였습니다. 스스로 원했던 학과가 아니었기에 2학년까지 학과활동은 뻔 했습니다. 임상실습을 하면서 간호사가 적성에 맞을수도 있겠구나 싶었습니다. 졸업도 하기전에 대학병원 취업이 확정되니 정신이 번쩍 났습니다. 전공과목에 대해 제대로 공부하지 않고 간호사가 되기 위한 준비도 게을리 했다가는 환자를 해칠수도 있겠구나 생각되었습니다. 걱정으로 이어져 간호사로 근무하더라도 2~3년 근무하다 그만둘것 같았습니다. 그런데 졸업 후 외과병동, 응급실, 신경외과 전담간호사, 간호행정가로서 근무하면서 알았습니다. 나는 내가 간호사인 것을 자랑스럽게 생각하고 있다는 것을 말이지요. 물론 간호사를 희망하여 간호사가 되었던 사람보다 주위의 강권으로 간호사가 된 사람이 간호전문직관이 더 높다는 연구결과도 있습니다. 그럼에도 간호학과 1학년때 나의 미래를 위해 좀 더 구체적으로 준비했더라면 어떠했을까? 진로 설계를 할 수 있도록 돕는 멘토가 있었더라면 어떠했을까? 생각한적 있었습니다.

간호학과 1학년 여러분! 21세기는 획일화된 정답을 요구하는 시대가 아닌 여러분만의 색깔을 담아내는 시대입니다. 해적의 시대라고도 합니다. 여러분과 똑같은 특성과 잠재력을 가진 사람은 이 세상 단 한 사람도 없습니다. 앞으로도 영원히 태어나지 않을 것입니다. 여러분은 미래를 위해 어떤 꿈을 꾸고 어떻게 준비하며 달려가고 싶은가요? 침상의 꿈은 깊을수록 좋고, 마음속의 꿈은 많을수록 좋다고 하지요. 그 꿈이 멀리 있는 꿈이든지 가까이 있는 꿈이든지. 꿈이라는 말은 듣기만 해도 가슴 설레어 얼굴이 활짝 밝아집니다. 버킷리스트까지 거론하지 않더라도 새해가 되면 누구나 올 한 해 동안 이루고 싶은 다양한 꿈들을 계획하곤 합니다. 그 꿈이 화려하든지 소박하든지 구분 없이 말입니다. 어떤 이는 그 꿈을 구체적으로 적어보면서 꿈을 이뤘을 때를 상상해보며 다 이룬 것처럼 행복해하기도 합니다. 지금 내게 꿈이 없다하더라도 잘못된 것은 아닙니다만 어떤 꿈이라도 있다는 것은 나를 좀 더 나은 방향으로 안내하는 좌표가 될 것입니다.

그 꿈의 가운데 여러분다운 자기관리와 바른 간호정체성 확립이 필요하겠지요. 간호학도로서 자기관리는 어떻게 해야 할지 간호사로서 간호정체성은 어떻게 정립해야 할 것인지는 학과의 교육과정을 이수 한다해서 정체성이 형성되고 자기관리가 저절로 되는 것은 아닙니다. 간호학도로서 꾸준한 자기관리와 선한 영향력있는 간호사가 되기 위해 주저없는 포기와 망설임 없는 결정이 요구될 것입니다. 자신만의 색깔을 담은 자기관리와 바른 간호정체성 확립을 위해 내 딛는 걸음에 다양한 무게가 실리겠지만 본 교재를 통해 수업하는 과정속에서 그 발걸음이 조금 가벼워졌으면하고 바래봅니다.

본 교재 Part I(1~6장)은 간호대학생으로서 자기관리로 나의 이해, 나의 비전과 목표수립, 효율적인 시간관리, 학업관리 전략, 독서를 통한 나 경영, 스트레스 관리에 관한 내용을 다루었습니다. Part II(7~13장)는 간호사를 위한 첫걸음으로서 간호대학생으로 살아가기, 간호진로분야 탐색, 간호사 이미지메이킹, 창의적 리더십 발휘, 표정담는 말하기, 봉사활동, 1日 30分에 관한 내용으로 정리하였습니다. 간호학과 신입생을 위한 '자기관리와 진로설계' 교과목 수업을 설계하여 구성하였기에 미래 간호사를 위한 간호학도들의 첫걸음에 도움이 될 수 있기를 희망합니다.

본서를 출간함에 있어 도움을 주신 메디컬에듀케이션 이문수 대표님을 비롯한 직원분들께 감사를 드립니다. 앞으로도 지속적으로 수정 보완할 것을 약속하면서 언제든지 여러분 눈높이의 조언을 기다립니다.

2025년 이른 봄, 김원경

목차 Contents

II 간호사를 위한 첫 걸음

I

간호대학생으로서 자기관리

MEMO

1 나의 이해

1 나와 상대의 마음 읽기

여러분은 자신에 대해 얼마나 알고 있는가?

여러분 자신이 좋아하는것은 무엇이고, 하고싶은 것은 무엇인가?

자신의 타고난 성격의 강점과 약점은 무엇인가?

여러분은 형제들이나 부모님과 성격이 달라서 나는 가족들과 왜 이렇게 다르지? 라고 고민해본적 없는가?

"어떻게 저럴 수 있는거지?"

"일 많은 것은 참겠는데, 사람 힘든 것은 정말 못 참겠어요."

"그게 말이 된다고 생각해?"

"빨리 빨리 했으면 좋겠는데, 자기가 무슨 특수검사요원이라도 되는양 하나 하나 따지고 확인하는데 정말 미치겠어요."

'지피지기면 백전백승'이라는 말이 있지만, 원전은 손무의 손자병법 모공편의 결구인 '知彼知己, 百戰不殆, 不知彼而知己, 一勝一負, 不知彼不知己, 每戰必殆(지피지기 백전불태 부지피이지기 일승일부 부지피부지기 매전필태)' 중 '지피지기 백전불태'라는 구절에서 유래한다. 해석하면 '적을 알고 나를 알면 백번 싸워도 위태로움이 없으며, 적을 알지 못하고 나를 알면 한 번 이기고 한 번 지며, 적을 모르고 나를 모르면 싸움마다 반드시 위태롭다'는 뜻이다. 원전을 보면 알겠지만 손자병법에 나온 것은 백전백승이 아니라 백전불태다.

우리는 고등학교를 졸업하기 까지 '내가 누구인지' 늘 함께하는 '상대가 누구인지' 정확히 알아가는 교육을 받지 못했다. 그 결과 어떻게 나를 찾고 사회구성원들과 교류하면서 살 수 있는지에 대한 구체적인 준비 없이 직업을 선택하고 후회하는 경우도 많다. 나도 모르는 나를 타인이 이해해 줄리 없다. 다른 사람들을 탓하고 다른 사람을 분별하기 전에 '나'를 먼저 알아야 한다. 그런 후 상대를 알고 나와 상대의 입장을 바꿔보고 그것을 통해 상호간의 이해와 조화를 꾀하는 것이 간호사가 되기 위한 필수과정이다.

성공한 사람들은 왜 자신과 타인을 이해하려고 하는가? 건전하고 원만한 인간관계를 맺는 것을 누구나 희망하기 때문에 기본적으로 자신과 타인 간의 상호작용을 원활하게 하기 위한 바람직한 인간관계를 형성하기를 원한다. 그러나 우리는 자신의 사고나 느낌을 합리적인 방법으로 표현하는데 익숙하지 않다. 또한 상대방의 의견을 듣고 수용하는 훈련도 되어있지 않다. 바람직한 인간관계는 기본적으로 자기 자신에 대한 이해가 선행되어야 하고 이후 타인을 있는 그대로 받아들일 수 있어야 한다. 그 타인이 아무리 가족이라 할지라도 다를 바 없다. 먼저 자기 자신을 정확하게 알고 자신을 '있는 그대로' 받아들일 수 있게 되면 스트레스 관리와 자기계발에도 매우 유익하다. 우리는 모두 다르다 땅콩은 모래밭에서 자라고 연꽃은 진흙밭에서 자라야 둘 다 건강하게 잘 자란다. 각자의 생김에 따라서 적당한 토양에 자라야 하는 것이다. 사람 역시 마찬가지다. 자신의 성격과 전혀 맞지 않는 토양에 무조건 뿌리내리려 하기보다는 자신의 성격에 맞는 토양을 찾는 것이 행복과 성공의 지름길이다. 자신이 땅콩인지, 연꽃인지를 알아가는것이 무엇보다 중요하다.

2 검사도구를 활용한 나와 상대 이해

성직자들에 의해 구전되어 오거나 학자들에 의해 개발된 다양한 행동유형 검사도구와 방법들이 있다. 최근 많은 사람들이 자기소개할 때 활용하고 있는 MBTI는 마이어스-브릭스 유형 지표(The Myers-Briggs-Type Indicator) 작가 캐서린 쿡 브릭스(Katharine C. Briggs)와 그녀의 딸 이자벨 브릭스 마이어스(Isabel B. Myers)가 카를 융의 초기 분석심리학 모델을 바탕으로 1944년에 개발한 자기보고형 성격 유형 검사이다. 사람의 성격을 16가지의 유형으로 나누어 설명한다. MBTI에서는 두 개의 태도 지표(외향-내향, 판단-인식)와 두 개의 기능 지표(감각-직관, 사고-감정)에 대한 개인의 선호도를 밝혀서 4개의 선호 문자로 구성된 개인의 성격 유형을 알려준다. MBTI 검사 결과로 생길 수 있는 성격 유형은 모두 16가지가 된다. 이외 DISC는 4가지, 에니어그램은 9가지 유형으로 나뉜다. 모두 인터넷에서 무료로 검사해 볼 수 있고 그 결과도 바로 받아볼 수 있다. 본 장에서는 자신을 이해하는 방법으로 DISC와 에니어그램을 소개하고자 한다.

가. DISC

DISC(Dominance, Influence, Steadiness, Conscientiousness)는 1929년 심리학자 윌리엄 몰튼 마스턴의 이론을 기반으로 사람들의 성격과 행동유형을 분석하는 방법으로 인간이 환경을 어떻게 인식하고, 그 환경 속에서 자기개인의 힘을 어떻게 인식하느냐를 분석하여 4가지 유형으로 분류하였다. 인간의 직무 행태를 4종류로 분류하여 기술하는 검사로, 그 기원은 1차대전 당시에 동일한 훈련을 받은 군인이 왜 다 다른 전투행동을 보이는지 설명하려던 노력으로 거슬러 올라간다. 해당 과업을 수행하기 위해 윌리엄 마스턴(W.M.Mastern)은 심리적 에너지가 안으로 향하느냐 아니면 밖으로 향하느냐에 착안한 분류법을 고안했고, 이를《평범한 사람들의 감정》이라는 연구보고서로 펴냈다. 이후 이 분류법은 자기보고(self-report)의 형태로 정립되어, 피평가자가 응답지에 펜으로 자기 자신을 잘 설명하는 표현에 체크하게 했다. 오늘날 알려진 DISC 검사는 이를 바탕으로 한다.

1) D: 주도형(Dominant)

업무 중에 외향적이면서 업무 지향적인 행동을 드러내는 유형이다. MBTI에서 ESTJ, ENTJ의 이미지에 가장 가깝다.

저돌적이고 경쟁적으로 맡은 업무를 추진하며, 가시적 성과를 내는 데 초점을 맞추어 행동한다. 불확실한 상황 속에서 과감하게 도전하는 것을 즐기고, 호기심과 승부욕이 강하다. 언어생활의 경우 다른 유형들로부터 "항상 화가 나 있는 것 같다" 는 평가를 받을 정도로 지시적이고 공격적인 모습을 보이며, "시간 없어, 빨리 움직여!"와 같은 재촉하고 독려하는 표현을 입에 달고 산다. 의사결정을 할 때에는 언제나 팩트, 데이터, 근거를 중시하여 판단한다. 반면 그만큼 업무적 관계에서 '공감대' 나 '애착', '감성', '이해' 등의 키워드가 왜 들어가야 하는지를 받아들이기 힘들어하며, 다른 사람의 푸념이나 하소연을 듣는 것을 업무시간 낭비라고 생각한다.

커뮤니케이션 코칭의 관점에서 보면 D유형은 몹시 까다로운 유형이다. 자아가 매우 강하기 때문에 자기가 바뀌기보다는 타인이 자신을 위해서 맞춰주기를 더 바라는 경향이 있고, 자신보다 '일에 관심이 없어 보이는' 동료나 후배들을어떻게 끌어안고 프로젝트를 끌고 가야 하는지에 대해 똑부러지는 해답을 제시해 주기를 확고하게 요구한다. 이들은 늘 "역지사지로 생각하자"를 되뇌이지만, 대체로 이걸로는 자기를 둘러싼 커뮤니케이션 문제가 해결되지 않는 경우가 많다.

2) I: 사교형(Influential)

업무 중에 외향적이면서 사람 지향적인 행동을 드러내는 유형이다. MBTI에서 ESFP, ENFP의 이미지에 가장 가깝다.

항상 유쾌하고 왁자지껄하게 업무에 임하며, 팀에서 '좋은 분위기' 를 만드는 것을 매우 중요시한다. 업무상의 만남이라 할지라도 이들은 본질적으로 사람과 사람 사이의 만남으로 여기며, 이렇게 형성된 인맥의

네트워크로 도움을 받는 경우가 많다. 언어생활의 경우에도 업무 중에 이런저런 잡담이나 농담으로 분위기를 환기하는 경우가 많다. 조직 내에서도 모두의 감정을 고려하여 움직이기 때문에 항상 소외되는 구성원이 없는지 살피려 애쓴다. 반면 이것이 조금만 어긋나면 불쾌한 사생활 간섭이나 뒷담화가 될 수 있으며, 업무 중에 불필요하게 집중력을 떨어뜨리고 심지어는 말 한 마디 잘못해서 조직에 괜한 화를 부르기도 한다.

3) S : 안정형(Steady)

업무 중에 내향적이면서 사람 지향적인 행동을 드러내는 유형이다. MBTI에서 INFP, ISFP의 이미지에 가장 가깝다.

항상 차분하고 공손하며 협조적인 자세로 업무에 임하며, 타인의 의견을 경청하고 민주적으로 의견수렴을 하는 것을 매우 중요시한다. 이 사람들이 업무 중에 공개적으로 자신의 의견을 강하게 어필하는 것은 상상하기도 힘들 만큼 드물며, 그러느니 차라리 자신 쪽에서 손발을 맞춰주는 편이 더 낫다고 여긴다. S유형이 많은 조직은 타인의 말을 경청하는 문화가 잘 자리잡혀 있을 가능성이 높고, 조직에 어려움이 생기면 아무리 수고로운 일이라도 서로 앞다투어 자원하여 해결한다. 반면 몰아치는 듯 압박감이 심한 환경에서는 빠른 의사결정과 확고한 추진력을 기대하기 어려우므로 업무성과가 저해되며, 지나친 우유부단함과 자기의심이 발목을 잡는다.

충성심이 강하고 한결같이 꾸준히 노력하며 앞과 뒤가 동일한 일관성이 있기 때문에 일단 한번 제대로 신임을 받은 S유형은 무서울 것이 없어지는 유형이기도 하다. 많은 동료들로부터 마음을 터놓고 말해도 괜찮은 사람이라는 인정을 받게 되는 것도 S유형의 장점으로, 연차가 쌓임에 따라서 조직의 정신적 지주가 될 수도 있다.

4) C : 신중형(Conscientious)

업무 중에 내향적이면서 업무 지향적인 행동을 드러내는 유형이다. MBTI에서 ISTJ, INTJ의 이미지에 가장 가깝다.

느리지만 확실하게 맡은 일을 처리하며, 논리적이고 분석적으로 문제를 해결하고자 한다. 안정적이며 예측 가능하고 통제 가능한 업무환경을 선호하며, 책상 정돈이나 사무실 청소에도 칼같이 임하는 경우가 많다. 특히 이 사람들은 보고서의 마침표 하나까지도 그냥 넘어가는 법이 없고, 업무 관련에 한해서 디테일한 부분 하나하나까지 태클을 거는 경우가 흔하다. 이 사람들의 지적이나 비판은 가차없을 정도지만 분명 들을 가치가 있고, 다른 사람들이 못 보고 놓쳤던 세세한 부분의 문제들을 짚어주는 역할을 한다. 그리고 자기 자신도 그만큼 완성도 높은 결과물을 내놓기 위해 애쓰므로, C유형의 업무 성과는 매우 품질이 뛰어나다. 반면 그 업무 전체의 궁극적인 목표를 망각하고 일개 띄어쓰기 수준의 사소한 하나에만 꽂혀서 그걸 신경쓰느라 업무 진행이 지연되는 경우도 있다. C유형은 오랫동안 변화가 크지 않아 안정적인 집단에서 효과적으로 일할 수 있으며, 공직사회와 공기업, 유관 공공기관, 혹은 회계업무나 원가계산, 생산물 QM, 데이터 분석처럼 특수한 직종에도 적성이 잘 맞는다. C유형이 일을 함에 있어서 사람들을 만나는 것은 그다지 중요하지 않을 가능성이 높다. 따라서 하루 종일 사무실에 처박혀 있어도 그다지 좀이 쑤시지 않은 경우가 많다. 이들은 일에 실수가 많고 특히 그 실수가 잘 교정되지 않는 부하직원을 이해하기 힘들어한다.

나. 에니어그램

1) 에니어그램 역사 및 개념

에니어그램(Ennergram)의 역사는 약 4500여년전에 중동지방에서 발생한 고대의 지혜로 전해져 왔으나 러시아 구르지예프(Gurdjieff:1887~1949)에 의해 1900년대에 미국에 전해지기 시작했다. 이 후 1960년대에 볼리비아 Ichazo & Naranzo에 의해 탐구하고 결합, 체계화가 이루어지기 시작하여 1970년경에 미국으로 확산되었고 현재 우리나라에도 전해지게 되었다. 에니어그램(Enneagram)이라는 말은 '아홉(9)'이라는 뜻의 그리스어 에니어(ennea)와 '그림', '점' 혹은 '무게중심'이라는 뜻의 그라모스(grammos)에서 유래되었다. 이 도형은 원과 원 주위에 있는 9개의 점을 잇는 선으로 이루어져 있으며, 이것은 인간의 9가지 성격유형이 서로 연관되어 있음을 표시한 상징도형이다.

에니어그램의 상징을 살펴보면 원과 삼각형, 헥사드로 구성되어 있으며, 에니어그램의 도형은 하나의 원으로 되어있고 그 원 주위에 있는 아홉 개의 점, 그리고 아홉 개의 점을 잇는 선으로 1부터 9까지 균등하게 나뉘어져 있다. 원은 '0',전체성, 지금 현재를, 원둘레는 끊임없이 이루어지는 연속 순간인 시간의 흐름을 뜻한다. 원 중심을 이루고 있는 점 9, 6, 3 정삼각형은 세 가지 힘의 중심을 상징하며, 전체 에니어그램의 어떤 인식이나 관점을 제공해준다. 점 1, 4, 2, 8, 5, 7 헥사드는 화살표로 연결되어 육각형을 이루고 있으며 변화와 성장을 의미한다. 에니어그램은 정적인 것이 아니라 성장과 퇴보를 반영한다. 즉 헥사드는 각 성격유형이 서로 상호작용에 의해 역동적으로 진행되어가는 방향성을 뜻한다.

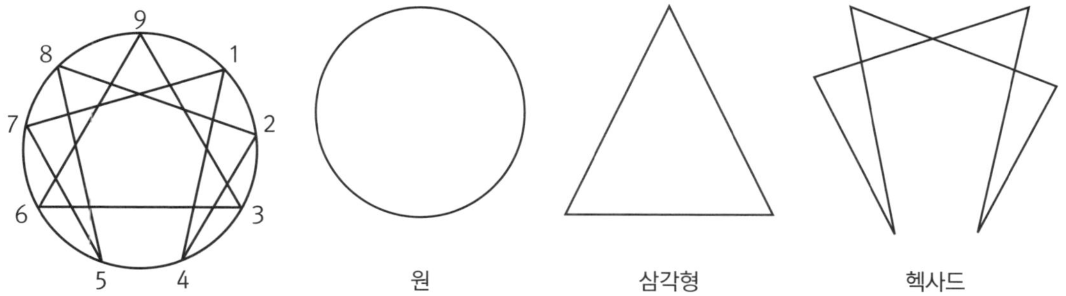

그림 1-1 에니어그램의 상징

2) 에니어그램의 힘의 중심과 행동방식

에니어그램의 9가지 성격유형은 에니어그램 상징의 결합을 이해하고 진단하는 과정에서 자신의 성격유형을 발견하게 되고, 자기이해와 타인의 이해도 가능해진다. 9가지 성격유형의 결정은 힘의 중심과 행동방식으로 볼 수 있다.

첫째, 힘의 중심으로 생명력과 기력이 고유한 신체기관에 따라 세 가지 특징으로 나타나며, 장 중심(본능 8, 9, 1유형), 심장 중심(감정 2, 3, 4유형), 머리 중심(5, 6, 7유형)으로 구분된다.

- 아랫배 부근의 힘의 에너지를 주로 사용하는 장형
- 가슴의 감정에너지를 주로 사용하는 가슴형
- 머리의 지식에너지를 주로 사용하는 머리형

(1) 힘의 중심

① **장(본능)중심:** 진실 또는 현실에 초점을 두고 그 진실 또는 현실에서 자신의 권위를 드러낸다. 그들은 냉혹한 현실을 조정하고 질서를 회복하기 위해 본능적으로 그것들을 거슬러 응함으로써 현실에 대처한다. 그들은 천성적으로 규율을 잘 지키는 사람들이며 다른 사람들도 통제에 따르도록 만든다. 결정과정에서 장 중심의 사람들은 그 요구들에 따라 상황에 응한다. 인간존중이나 공적인 인상 혹은 개인적 감정을 거의 고려하지 않는다. 그들은 담력이 있고 용감하며 객관적이고 원칙적이다. 현실에 대한 저항을 유지하는데 관심을 가지며, 공격 및 억압과 관련된 문제들을 갖고 있는 경향이 있고 자아방어의 근저에 많은 분노를 가지고 있다. 그들은 단호한 눈매와 도전적인 안색을 갖고 있다.

② **가슴(감정)중심:** 자아이미지에 관심을 가지며, 자신에 대한 이야기와 가장된 특성들이 자신의 실체 정체성이라고 믿고, 자아방어 근저에 수치심을 가지고 있다. 그들은 다른 사람에게 관심을 보임으로써 그들이 속으로 딴 생각을 하지 못하게 한다. 가슴(감정) 중심 사람들은 대체로 상황 파악에 직관적이다. 그들은 사람을 위주로 한다. 그들은 남들에 대한 관심으로 우정과 친밀함과 대인관계에 관한 이야기를 다룬다. 결정과정에서 인간을 매우 존중한다.

③ **머리(사고)중심:** 불안감에 관심을 가지며, 자신을 안전하게 해준다고 믿어지는 일을 하려하고, 자아방어 근저에 많은 두려움을 가지고 있다. 그들은 관찰, 분석, 비교, 대조의 사고과정을 통하여 상황을 파악한다. 그들은 상황을 고찰하고 분석하며 연구하기 위하여 냉혹한 현실을 멀리한다. 그들은 긴장하고 억제되거나 내성적이고 무관심할 수 있다. 결정과정에서 머리 중심 사람들은 결정이 논리적이고 이성적이며 타당성이 있는지, 그리고 그것이 권위자와 자기가 속한 단체에서 받아들여 질 수 있는지에 마음을 쓴다.

어떤 유형이든지간에 성격에는 이 세 가지 요소들이 모두 들어있고 서로 상호작용하지만 그 중 한 중심에서 나오는 힘이 다른 두 중심에서 나오는 힘보다 우세하기 때문에 무의식적인 상황에 대처할 때 자아가 가장 강하게 형성되어 있는 기능이 지배적으로 활동하므로 다른 기능이 자유롭지 못하게 된다.

(2) 행동방식

인간이 자신의 능력으로 대처할 수 없는 상황에서 강박적으로 나타나는 기질을 의미한다. 행동방식은 자아가 세상을 인식하고 관계를 맺는 세 가지 방법으로 후퇴형(5, 9, 4유형) 의존형(2, 6, 7유형), 공격형(8, 3, 1유형)의 기질로 나눈다. 이런 기질은 한계상황에 대처할 때 다른 사람을 모방할 때 자연스러운 방식으로 반응하게 되고, 어느 한 가지 기질로 치우쳐 균형이 깨진 상태가 자신의 행동방식이 된다.

다. 에니어그램의 9가지 성격유형별 특징

힘의 중심과 행동방식을 이해하고 진단하는 과정에서 다음과 같은 특성을 알 수 있다.

1번 유형

'완벽을 추구하는 사람'으로 매사에 완벽을 기하고 스스로의 이상을 건설적인 자세를 추구하며 이를 위한 노력을 아끼지 않는다. 항상 공정함과 정의를 염두에 두고 정직하고 신뢰할 수 있는 성품으로 자신의 윤리관에 자신감을 갖고 있다. 인상이 깔끔하고 항상 자제하는 자세를 잃지 않고 '해야 한다'는 말을 자주한다. 자신은 '올바른 길을 걷고 있다' '매사를 정확하게 파악하고 있다'는 생각에 만족감을 느낀다.

2번 유형

'타인에게 도움을 주려는 사람'으로 정이 많고 곤경에 빠진 사람들에게 도움의 손길을 뻗치며 주변 사람들에게 도움이 되는 일을 마다하지 않는다. 타인이 필요로 하는 것에 몰두하지만 타인의 도움을 필요로 하고 있는 자신에 대하여 자각하지 못한다. 예리한 직감을 갖고 있고 주위사람들의 기분을 이해하고 거기에 맞출 수 있기 때문에 적응력이 뛰어나다. 또한 다양한 자기모습을 갖고 있어 상대방에 따라 다른 모습을 연출할 수 있다. 자신의 욕구를 돌보기보다는 타인의 욕구를 돌보고 도와주는 것에 만족을 느낀다.

3번 유형

'성공을 추구하는 사람'으로 항상 효율을 중시하고 성공을 위해서는 자신의 생활을 희생시키더라도 개의치 않는다. 자신이 세운 목표를 향해 남들도 효율적으로 매진할 것을 바라며 주위 사람들의 의욕을 고취시키는 것도 능숙하다. 인생의 가치를 '실패냐 성공이냐'라는 척도로 재고 실적을 중시하는 열정적인 사람으로 그들은 일이나 인간관계에서 성공을 꿈꾼다. 자신감에 넘친 인상으로 주위 사람들에게 좋은 인상을 심어 주려하며 '성공했다' '일을 효율적이고 성공적으로 완수해냈다'는 것에 가장 큰 만족을 얻는다.

4번 유형

'특별한 존재를 지향하는 사람'으로 자신은 특별한 사람이라고 자부하고 있으며 무엇보다도 감동을 중시하고 평범함을 싫어한다. 다른 사람들보다 슬픔이나 고독 등을 진하게 느낀다. 타인에 대한 이해심이 많고 사람들을 받쳐주고 격려하는 것을 좋아한다. 또한 자신을 드라마 속의 연기자처럼 느끼고 있으며 행동에서 패션에 이르기까지 세련된 느낌과 표현력이 풍부하다는 인상을 준다. '나는 특별한 존재이다' '나는 독특한 존재이다' '나는 감수성이 풍부하다'라는 자기모습에 가장 큰 만족을 느낀다.

5번 유형

'지식을 얻고 관찰하는 사람'으로 지식을 쌓아 가는 것을 좋아하며 항상 현명하게 판단하려고 노력한다. 분석력과 통찰력이 뛰어나며 객관적이고 초연한 태도를 일관되게 유지하려고 한다. 현실을 파악하는 관찰력이 뛰어나지만 말이 적고 태도가 조심스럽다. 어리석은 판단을 내리는 것을 두려워하며 일을 시작하기 전에 정보를 열심히 수집해 상황을 정확하게 파악하려고 한다. 또한 고독을 즐기는 경향이 강하고 자신만의 시간과 공간을 아주 중요하게 여긴다. '지혜로운 사람' '현명한 사람' '무엇이든지 잘 알고 있는 사람'이라는 자신의 모습에 가장 큰 만족을 드러낸다.

6번 유형:

'안전을 추구하고 충실한 사람'으로 책임감이 강하고 안전을 추구하는 유형으로서 친구가 자기가 믿는 신념에 가장 충실한 사람들이다. 전통이나 단체에 강한 충성심을 갖고 있으며 공동체의 헌신이 대단하다. 신중하며 거짓말을 모르는 그들은 협조적이며 조화를 이루며 믿음직스럽다. 상대에게 호감을 주는 유형이다. '책임감이 있다' '신실하다, 충성스럽고 믿을 만하다'는 말에 가장 큰 만족을 얻는다.

으로 대한다(공포대항형).

7번 유형

'즐거움을 추구하는 사람'으로 모든 일을 낙관적으로 보려고 하며 밝고 명랑하다. 그리고 자기 주변에서 즐거움을 찾아내는 능력이 뛰어나다. 좋아하는 사람들이 주변에 많이 있으며 자기 자신도 매력적인 인간이 되려고 노력한다. 또한 아이디어와 상상력이 풍부하며 호기심이 많다. '항상 즐겁다' '앞으로의 계획이 무궁무진하다'라는 것에 만족을 얻는다.

8번 유형

'강함을 추구하고 자기를 주장하는 사람'으로 자신이 옳다고 생각하는 것에 대해서는 전력을 다해 싸우는 전사이다. 용기와 힘이 넘치고 허영심 등을 재빠르게 꿰뚫어보며 그것에 결연히 대항한다. 권력구조를 파악하는 능력이 뛰어나며 자신의 강한 힘을 발휘할 수 있는 위치를 확보하는 능력도 갖추고 있다. 거드름을 피우지 않고 성실하며 약자를 옹호하고 보호하려고 한다. '힘이 있다' '할 수 있다' '에너지가 넘친다'라는 자신의 모습에 가장 만족을 느낀다.

9번 유형

'조화와 평화를 바라는 사람'으로 갈등이나 긴장을 피하는 평화주의자로 자신의 내면이 혼란스러워지는 것을 싫어한다. 다른 사람들에게 쉽게 동화되기 때문에 주위 사람들의 영향을 받긴 쉽지만 좋은 환경이 있으며 마음이 넓고 동요되는 일이 없으며 인내심이 강하다. 편견이 없고 다른 사람의 기분을 이해할 줄 알기 때문에 타인의 고민을 잘 들어준다. '안정감'과 '조화'로 넘쳐있는 상태에 가장 큰 만족을 느낀다.

간호대학생을 대상으로 한 에니어그램 관련연구(박선영, 김원경, 최하림 2017)에서 대상자들의 에니어그램 성격유형에 따른 간호전문직관은 5점 만점에서 2,3,4번 성격유형인 가슴형은 3.60(±0.35)점, 8,9,1 성격유형인 장형은 3.59(±0.32)점, 5,6,7번 성격유형인 머리형은 3.56(±0.36)점이었고, 창의적 리더십은 5점 만점 척도에서 가슴형 3.58(±0.41)점, 머리형 3.56(±0.39)점, 장형 3.43(±0.33)점 이었다. 장형이 가장 희망하는 간호진로 분야는 공무원등 병원외 근무(39.1%)였고, 가슴형과 머리형이 가장 희망하는 분야는 응급실ER, 수술실OR, 중환자실ICU로 각각 38.2%, 38.8%이었다. 장형의 경우 학과선택을 본인이 희망하기도 하였지만 부모님과 선생님의 추천에 의해 학과를 선택하였고(48.5%), 가슴형(53,5%)이나 머리형(54.5%)은 각각 본인이 희망하여 학과를 선택하였다.

모든 사람은 유전 그리고 성장에 중요한 역할을 하는 부모나 친척, 친구와 같은 타자(他者)와의 관계 속에서 어릴 때부터 하나의 성격유형이 형성된다. 형성된 하나의 기본 성격은 좀처럼 변화하지 않고, 남녀 모두 동등하게 적용되며 같은 유형이라 하더라도 건강할 때나 건강하지 못할 때에 역동성이 다르게 나타난다. 에니어그램에서 기본 성격 유형을 규정하는데 숫자를 사용하는 것은 숫자가 가치중립적이기 때문에 사용하고 있다. 따라서 특정한 유형이 좋고 나쁘다고 할 수 없으며 많은 숫자가 좋고 적은 숫자가 나쁘다고도 할 수 없다. 모든 성격 유형은 독특한 자산이고 능력이다. 물론 특정한 문화나 집단에 따라서 각기 다른 유형이 바람직하다고 여겨지기도 하지만, 그러한 것은 사회적 보상의 차이 때문이지 그러한 유형이 더 가치가 있기 때문이라고도 할 수 없다.

생각해볼까요

나는 나에 대해 얼마나 알고 있을까? 내가 알고 있는 나에 대해 생각해보고 기록해보자

01. 나의 혈액형은? RH

02. 나의 성격유형은?(MBTI, DISC, 에니어그램 몇 번? 중심유형은?)

03. 나의 어머니는 몇 살때 나를 낳으셨나?

04. 내 출생의 에피소드가 있다면?

05. 나의 외모에 대한 나의 만족도는(%)?

06. 지금까지 살아오면서 최대의 성공경험은?

07. 지금까지 살아오면서 최악의 실패경험은?

08. 나를 가장 흐뭇하게 하는 칭찬 방법은?

09. 나를 성장시켰던 영향력있는 타인의 말 한마디는?

10. 내가 생각하는 나의 강점 3가지는?

11. 나의 아버지 또는 어머니가 좋아하는 꽃은?

12. 나의 보물 1호라 할 수 있는 것은?

13. 여자와 남자의 가장 큰 차이점을 한마디로 말한다면?

14. 좋아하는 음악 장르는?

15. 좋은/ 싫은 기억이 남는 장소와 그 이유는?

16. 해외여행의 경제적 제한이 없을 때 제일 먼저 가보고 싶은 나라와 그 이유는?

17. 내가 직접 할 수 있는 요리는?

18. 내가 3일후에 죽는다면 3일 동안 하고 싶은 일은?

19. 한 번 앉은 자리에서 4~5시간 동안 움직이지 않고 집중했던 경험은?

20. 식당에서 음식을 시킨 후 기다려 줄 수 있는 한계 시간은?

21. 두 번 다시 만나고 싶지 않은 유형의 동료는?

22. 역사상 내가 가장 존경하는 사람과 이유가 있다면?

23. 화가 나거나 일이 제대로 풀리지 않을 때 하는 행동으로 가족구성원이 '~고쳤으면 좋겠다'라고 지적해 주는 행동이 있다면?

24. 내가 실행하고 있는 나만의 스트레스 관리법은?

25. 지금 나를 가장 힘들게 하는 것은?

26. 텅 빈 운동장에서 외치고 싶은 말이 있다면?

27. 이번주 내가 가장 잘한 일은(또는 기분 좋은 일)?

28. 지금 내가 가장 필요로 하는 것은?

29. 성형수술로 내 몸 한 군데를 고친다면 어느 부분일까?

30. "그만 해라!"고 하는데도 도저히 그만둘 수 없는 것이 있다면?

* 위의 질문에 대한 답변을 토대로 나를 가장 잘 대표할 수 있는 것 5개를 골라 다음과 같은 형식으로 정리하고 친구와 나눠보자.

번호	자기 서술 내용
(예문) 1번	나의 혈액형은 RH+ O형이다.

팀원들과 나눠볼까요

01. 다음 그림을 다양한 각도에서 살펴보면 무엇이 연상되는가? 3가지 이상 생각해보고 나와 팀원들은 어떻게 다른가 나눠보자.

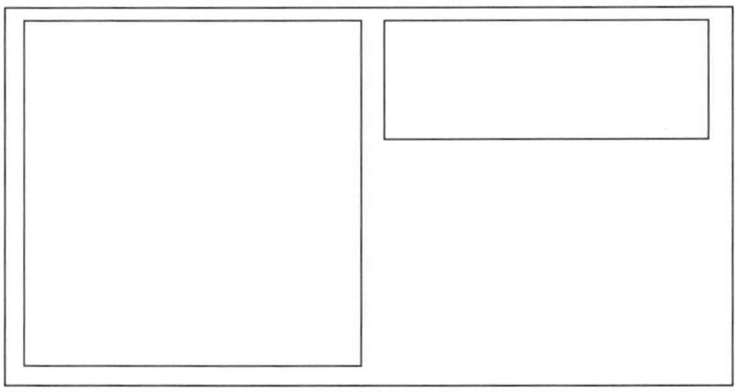

나의 생각	동료 생각

02. 아래 빈칸에 동그라미 2개를 그려보고 나와 동료는 어떻게 다른지 나눠보자

2

나의 비전과 목표 수립

"오늘은 몇 년, 몇 월, 며칠, 몇 시입니까?"

20**년 △월 OO일 ☆☆시입니다.

"좋습니다. 지금으로부터 3년 전으로 돌아간다면 어떻게 공부하시렵니까?

1번. 지금보다 더 열심히 한다.

2번. 지금만큼 한다.

3번 지금보다 덜 열심히 한다.

위의 3가지 중에 하나를 골라 손을 들어보세요."

대부분의 경우 위의 질문을 한다면 아마도 지금보다 더 열심히 한다고 할 것이다. 그런데 당신은 오늘 아침을 어떻게 맞이했는가? 잠에서 깨어났을 때 가장 먼저 떠오른 생각은 무엇이었는가? 휴대폰에 알람을 설정해 두고 잤지만, 나도 모르게 차단을 해버리고 다시 이불속으로 들어가 잠이 들어서 1교시 전공수업에 지각을 하고 말았는가? 그런 자신이 밉지만 전날에 아무 생각 없이 휴대폰을 만지작거리며 웹툰, 짧은 영상을 보거나 인터넷 서핑과 온라인 게임을 하면서 새벽 2시를 훌쩍 넘기고 나서야 부랴부랴 취침을 청했는가? 나도 모르게 소중한 하루를 허비하는 반복되는 일상속에서 나를 방치하고 있는가?

반면 이른 아침 알람이 울리기도 전에 일어나 자신만의 드림플래너(Dream Planner)에 하루 일정과 학습 계획을 적어보고 번잡한 시간을 피하여 일찍 등교하였는가? 강의실에 앉아 오늘 강의 내용을 훑어보고 수업에 집중하였는가? 수업이 끝나면 자신의 계획에 따라 동아리 활동을 하거나 도서관에서 수업과 관련된 책을 읽고 정리를 하였는가? 하루를 알차게 보낸 뿌듯함으로 내일 해야 할 일들을 계획하고 기대감을 안고 잠자리에 들었는가?

하루의 대학생활을 이렇게 달리 하는 학생들의 차이점은 무엇일까? 아침형과 야간형의 생활패턴 차이 때문일까? 가장 큰 차이는 대학생활에서 추구하는 뚜렷한 목표의 존재여부이다. 대학생활에 열중하지 못하는 학생들의 공통점은 자신이 추구하는 뚜렷한 목표가 없다는 점이다.

캐나다의 26세 청년 카일 맥도널드는 '이렇게 하면 어떨까?' 라는 질문에서 출발해 재미있는 상상 하나를 일생일대의 프로젝트로 만들어냈다.

일명 '물물교환 프로젝트' 작고 사소한 물건 하나로 시작해 크고 값비싼 물건으로 만들기. 그는 작은 클립 하나로 이 흥미진진한 프로젝트를 시작한다. 글쎄, 책상에 굴러다니는 클립 하나에 가격을 매긴다면 얼마나 할까? 계산의 편의를 위해 10원이라고 하자.

자, 이 10원짜리 클립 하나가 계속되는 물물교환 속에서 무엇으로 어떻게 바뀌어갔는지를 순서대로 쫓아가보자

첫 번째 거래, 2005년 7월 14일 밴쿠버

카일은 '클립 한 개와 물건을 맞교환 합니다' 라는 제안을 인터넷에 올린다. 곧바로 연락이 왔다.

상대는 물고기 모양의 펜을 제시했다. 첫 교환

두 번째 거래, 같은 날 미국 시애틀

밴쿠버에서 3~4시간 걸리는 시애틀로 가서 물고기 모양 펜을 수제품 도어 손잡이와 교환.

세 번째 거래, 2005년 7월 25일 메사추세츠

수제품 도어 손잡이를 캠핑용 스토브와 교환

네 번째 거래, 2005년 9월 24일 캘리포니아 센클레멘트

한 해병대원을 만나 스토브를 발전기와 교환

다섯 번째 거래, 2005년 11월 16일

발전기를 '즉석 파티 참석권' 과 교환

여섯 번째 거래, 2005년 12월 8일

'즉석 파티 참석권' 을 한 코미디언의 스노 모빌과 교환

일곱 번째 거래, 2005년 12월 14일

스노 모빌을 캐나다의 브리티시 콜럼비아 주로 가는 2인용 여행권과 교환

여덟 번째 거래, 2006년 1월 7일

여행권을 큐브 밴(일명 박스 트럭)과 교환

아홉 번째 거래, 2006년 2월 22일

큐브 밴을 토론토에서 '레코딩 계약'과 교환

열 번째 거래, 2006년 4월 11일.

'레코딩 계약'을 '피닉스 아파트의 1년 무료 임대권'과 교환

열한 번째 거래, 2006년 4월 26일.

'피닉스 아파트 1년 무료 임대권'을 유명 록 가수인 엘리스 쿠퍼와 반나절을 보낼 수 있는 권리로 교환

열두 번째 거래, 2006년 5월 26일

그 권리를 미국 유명 록밴드 KISS의 로고가 들어 있는 전동 스노글로브와 교환

열세 번째 거래, 2006년 6월 2일

스노 글로브를 'Donna on Demand'라는 영화에서 한 배역을 받는 조건과 교환

드디어 열네 번째 마지막 거래, 2006년 7월 5일

영화 배역 권리를 캐나다 사스카치완 주 키플링에 있는 2층 짜리 저택과 교환

위 과정을 간단하게 정리하면,

불과 1년 만에 열네번의 거래를 통해 청년은 고작 클립 한 개를 2층짜리 저택으로 바꾸게 된 것이다.

카일은 이 물물교환 프로젝트를 자신의 블로그에 공개했다. 그의 프로젝트는 많은 사람들의 흥미를 끌기에 충분했고, 실제로 경이로운 결과를 만들어냈다.

(내 인생 5년 후 –하우석/다온북스. 86~88pp)

이것이 바로 '내가 할 수 있겠어?'라는 부정적인 생각이 아니라, '한 번 해보자!'의 힘이다. 중요한 것은 아주 사소한 것에서 첫 번째 성취 경험을 맛보는 것이다. 그것이 시작이고, 시작만 하면 자연스럽게 다음 단계의 성취를 위한 에너지가 생성된다. 누구나 할 수 있다. 목표는 자신의 노력을 통해서 성취하기를 바라는 미래의 상태를 뜻한다. 미래에 성취하기를 간절히 바라는 소망이다. 즉 현재 어디에 있느냐가 아니라 어디를 향해 가고 있느냐이다. 앞으로 나아갈 인생의 목표와 방향을 뚜렷하게 그려보고 아주 작은 것에서 시도해보는 것이 중요하다. 목표 설정에 앞서 나의 자존감을 진단해 보자.

1 나의 자존감 진단

1) 삶의 만족도 척도(Satisfaction with Life Scale: SWLS)[1)]

다음은 삶의 만족도 진단이다. 각 문항에 대해 동의하는 정도에 따라서 자유롭고 솔직하게 응답해보자.

문항	전혀 아니다	아니다	약간 아니다	중간 이다	약간 그렇다	그렇다	매우 그렇다
전반적으로 나의 인생은 내가 이상적으로 여기는 모습에 가깝다.	1	2	3	4	5	6	7
내 인생의 여건은 아주 좋은 편이다.	1	2	3	4	5	6	7
나는 나의 삶에 만족한다.	1	2	3	4	5	6	7
지금까지 나는 내 인생에서 원하는 중요한 것들을 이루어냈다.	1	2	3	4	5	6	7
다시 태어난다 해도, 나는 지금처럼 살아갈 것이다.	1	2	3	4	5	6	7

1) 전반적인 삶의 만족도를 측정하기 위해 가장 널리 사용되고 있는 척도로서 총 5문항으로 구성되어 있으며 Likert 형 7점 척도로 평정된다. Diener, Emmons, Larson과 Griffin(1985)이 개발하였고 이를 조명한과 차경호(1998)가 번안하였다. 이의용. 스무살 나의비전. P114. 재인용

위의 진단지의 점수를 합해보자.

나의 삶의 만족도 진단 점수	나의 의견

2) 자아존중감 척도[2)]

다음은 전반적인 자아존중감을 측정하기 위한 진단이다. 자아존중감 척도를 이용하여 나의 자아존중감을 진단해 보자.

각 문항에 대해 동의하는 정도에 따라서 자유롭고 솔직하게 응답해보자.

문항	전혀 그렇지 않다	대체로 그렇지 않다	중간이다	대체로 그렇다	전적으로 그렇다	점수
나는 내가 적어도 다른 사람만큼은 가치 있는 사람이라고 느낀다.	1	2	3	4	5	
나는 좋은 자질들을 많이 가지고 있는 것 같다.	1	2	3	4	5	
대체로 나는 내가 실패자라고 생각하는 경향이 있다.	1	2	3	4	5	역채점; (6-A)
나는 대부분의 다른 사람들만큼 일을 잘 할 수 있다.	1	2	3	4	5	
나는 자랑할만한 것이 별로 없는 것 같다.	1	2	3	4	5	역채점; (6-A)
나는 나 자신에 대해 긍정적인 태도를 가지고 있다.	1	2	3	4	5	
대체로 나 자신에 대해 만족하고 있다.	1	2	3	4	5	
나 자신을 좀 더 존중할 수 있었으면 좋겠다.	1	2	3	4	5	역채점; (6-A)
나는 때때로 내가 정말 쓸모없는 사람이라고 느낀다.	1	2	3	4	5	역채점; (6-A)
때때로 나에게 좋은 점이라곤 전혀 없다는 생각이 든다.	1	2	3	4	5	역채점; (6-A)

2) 자아존중감 척도는 Rogenberg(1965)rk 개발한 것이다. 이 척도는 특정 영역에 국한되지 않는 전반적인 자아 존중감을 측정한다. 이훈진과 원호택(1995)이 번안한 것을 사용하였다. 이의용. 스무살 나의비전.P115. 재인용

위의 진단지 점수를 계산해보자 ; 역채점이란 6점에서 응답한 점수를 뺀다. 6점에서 응답한 점수가 2점이면 4점이 된다.

위의 진단지의 점수를 합해보자.

나의 자아존중감 진단 점수	나의 의견

"성공은 자신을 인정하고 자신의 생활을 자신이 원하는 대로 이끄는 것"이라는 말이 있다. 인생을 성공적으로 사는 첫걸음은 자신을 인정하는 것이다. 자신을 인정하지 않고는 아무것도 할 수가 없다. 자신을 인정하지 않는 사람은 다른 사람도 좀처럼 인정하지 않으려 한다.

남이 나를 어떻게 생각하느냐 보다 중요한 것은 '내가 나를 어떻게 생각하느냐?' 이다. 세상에서 나를 가장 잘 아는 사람은 남이 아닌 나이다. 다른 사람은 나를 잘못 해석할 수도 있다. 그러므로 다른 사람의 평가나 타인의 시선에 너무 민감하게 반응할 필요는 없다. 다른 사람과 나를 비교하기 보다는 어제의 나와 오늘의 나를 비교해야 한다. 어제의 나와 오늘의 나를 비교하는 것은 스트레스를 주기보다는 성찰과 성장을 위한 도약이 되기 때문에 결과적으로 자존감을 더 높여주는 결과가 된다. 스스로 자기가 자신을 칭찬하거나 자기 대화(self-talk)를 통해 자존감을 높여주는것도 좋다. 자기 대화를 긍정적으로 시도한다면 자존감을 높이는데 도움이 된다. 인터넷 카페에서 수집한 '자존감을 높이는 자기 대화법'내용을 소개해보면,

- 나는 지금 어려움에 처해 있지만, 여전히 나는 가치 있는 존재다.
- 나는 실패나 거절이 두렵지 않으며 인생에 있어서 위험을 감수할 의지가 있다.
- 어떤 일이 잘 진행되지 않아 실망을 느껴도 나 자신에 대해 열등감을 느끼거나 부끄러워하지 않는다.
- 내 자신이 잘났건 못났건 나는 다른 사람들과 동등하다.
- 타인으로부터 비난을 받을 때 나는 방어적인 자세를 취하지 않아도 된다. 내 가치는 그 사람의 눈높이에 있지 않기 때문이다.
- 나는 내 자신이 가치 있는 존재인지 아닌지 걱정하면서 에너지를 낭비하지 않겠다. 그럼으로써 나는 인생을 더욱 즐길 수 있다.
- 나는 나의 단점을 인정하고 정직하게 직면할 것이다.
- 나는 타인을 사랑하고 내 자신을 수용할 수 있는 더 많은 능력을 가지고 있다.

조용히 눈을 감고 자존감을 높이기 위한 나와의 대화를 시도해보자.

나만의 공간에서 큰소리로 읽어보는것도 좋다. 또는 자신의 플래너에 적어보면서 작은소리로 여러번 반복해서 읽어보는것도 좋다.

자존감을 높이는 또 다른 방법으로 동료들과 칭찬샤워를 해보는 것도 좋다. 방법은 아래와 같다.

① 팀원을 5~7명으로 구성한다.

② 1명씩 돌아가며 술래를 맡는다.

③ 술래가 거울을 갖는다.

④ 팀원 A가 술래를 향한 칭찬을 한다.

⑤ 술래가 거울속의 자신을 바라보며 칭찬을 복창한다.

⑥ 팀원 B가 술래를 향한 칭찬을 한다.

⑦ 술래가 거울속의 자신을 바라보며 칭찬을 복창한다.

⑧ 같은 방식으로 계속한다.

⑨ 팀원 전체의 칭찬 순서가 끝나면 술래가 느낀 점을 말한다.

- 팀원들로부터 칭찬을 받을 때 나의 기분은 어떠했는가?
- 어떤 칭찬을 받았는가?

지금 여러분은 자신의 인생을 개척하기 위해 준비하기 시기라고 할 수 있다. '아프니까 청춘이다' 저자 김난도교수의 표현에 의하여 한국인의 평균연령이 80세쯤 된다 치면, 80세 중 20세는 24시간 중 몇 시? 아침 6시에 해당된다. 그러나 최근에는 건강백세를 추구하는 시대로 100세 중 20세는 아침 6시도 되지않은 더 이른 새벽시간이다. 아침잠이 많은 사람이라면 아직 일어나지 않았을 시간이고 대부분의 사람들이 일어나기 위해 이불속에서 뒹굴거리고 있을 시간이다. 조금 더 오늘 하루를 어떻게 채울지 이불속에서 찬찬히 생각하여도 문제될게 없는 시간이다. 대학생활 4년을 더하면 오전 7시가 막 지날 시간이다. 이렇게 생각해본다면 자신의 목표를 설정하고 목표달성을 위한 첫 단계를 성실히 준비하고 수행하는 단계가 바로 지금이 아닐까? 생각된다.

최근 대뇌생리학과 심리학 연구를 통해서 사람의 마음 즉 두뇌 활동과 소망 실현과의 관계가 속속들이 밝혀지고 있다. 신경과학에서는 인간의 뇌가 정보를 한꺼번에 수용할 때보다 아주 적은 정보, 일반적으로 믿는 것보다 훨씬 더 적은 정보를 조금씩 수용할 때 더 효과적으로 작동한다고 얘기한다. 이에 따르면 '마음속으로 이미지와 비전을 생생하게 그리는 사람일수록 원하는 인생을 살 수 있다. 다시 말해 이미지와 성공은 서로 밀접한 관계가 있다. 이미지트레이닝을 통한 꿈 실현법은 앞으로 이뤄지기를 바라는 꿈이 이미 실현되었다고 정해놓고 현실이 된 그 상황을 마음속에 구체적으로 그리는 일이다. 실현되지 않은 미래를 상상하면서 두려움을 갖기 쉽다. 그런데 꿈을 '이미 정해진 미래'로 그리면 그 꿈은 마음속에서는 이미 이뤄진 상태이기 때문에 집착이 생기지 않게 된다. 오히려 밝은 미래에 대한 확실한 믿음을 바탕으로 한 잠재의식이 우리를 긍정적인 상태로 변화시키고, 긍정적으로 변화된 우리는 자연스럽게 긍정적인 현실을 누리게 된다. 성공철학에서는 '이미지를 머릿속으로 생생하게 그려라. 눈앞에 있는 것처럼 확실하게 상상하라'는 말이 자주 강조 한다. '상상요법'이라는 개념으로 눈을 감고 깊은 숨을 들이쉰 다음, 발표하는 자신의 모습이든 다이어트에 성공하여 자신있게 걷고 있는 모습이든 자신이 향상시키고 싶은 것을 완벽하고 자신감 있게 해내는 모습을 상상하는 것이다.

두뇌 재활 분야의 세계적인 권위자 이안 로버트슨은 '마음 조각하기' 자신의 책에서 두뇌는 상상으로 하는 것과 실제로 하는 것을 구분하지 못한다는 이론을 내놓았다. 그 이론에 따르면 많은 스포츠 선수들이 상상했던 일들이 상상하는 모든 정보를 뇌 속에 가둬두지 않고 그들의 근육으로도 보낸 셈이다. 스포츠 선수들의 뇌가 만들어 낸 생생한 훈련 과정은 올림픽 역사를 새롭게 쓸 만큼 충분한 것이었다.

오감을 이용해 어떤 일을 하고 있는 모습을 몇 분간 상상하는 것만으로도 두뇌의 화학적 조성은 변한다. 뇌는 세포와 세포의 연결망을 새롭게 구성해 복잡한 운동 능력이나 언어적인 기술까지 창조해 낸다. 충분한 연습이 뒤따르면 새로운 패턴이 만들어지는 것이다.

이지성의 [꿈꾸는 다락방]에서도 생생하게 꿈꾸고 글로 적으면 현실이 된다고 강조한다. 즉 R=VD (생생하게Vivid 꿈꾸면Dream 이루어진다.Realization)공식으로 시각의 힘을 정리했다.

R=VD공식은 현재 어떤 목표를 정하고 생생하게 꿈꾸면 우리 몸을 이루고 있는 양자들과 주변 환경을 채우고 있는 양자들이 생각 에너지를 따라 미래로 이동해 간다는 이론과 같다.

상대성 이론 역시 같은 내용을 말한다.

"에너지는 곧 물질이고, 물질은 곧 에너지다."

상대성 이론에 따르면 과거에 우리가 꿈꾸던 것이 현실이 되고 지금 우리가 꿈꾸는 내용대로 미래가 전개된다. R=VD 공식과 맥을 같이 하는 셈이다.

생생하게 상상할수록 꿈도 정확하게 이루어진다. 우리 머릿속에는 자신이 되고픈 모습이 들어 있다. 만일 우리가 그 모습을 생생하게 매일 꿈꾼다면 두뇌 속에는 무슨 일이 벌어질까? 전두엽의 미래 기억을 담당하는 부위가 강력하게 활성화되면서 꿈에 관한 신호를 무의식의 세계로 자극적으로 쏘아댄다. '지금 내가 보내는 신호 안에 네 주인의 진정한 모습이 들어있으니 어서 빨리 그걸 이루라'고 말이다. 그러면 무의식은 기지개를 켜고 활동하기 시작한다. 이 과정이 매일 반복되면 무슨 일이 일어날까? 자신도 모르는 사이에 꿈을 현실로 만들 수 있는 능력이 생긴다.

필자 역시 학생들과 수업하면서 플래너를 펼칠때마다 새해 적었던 나의 목표를 바라보고 웃음짓곤 한다. 정말로 이일이 이루어지면 어떻하지? 라는 생각이 들 정도로 현실의 나를 보면 다소 허황된 꿈이기도 하기 때문이다. 그럼에도 불구하고 신기하게도 계획했던 '년, 월'보다 훨씬 일찍 이루어지거나 딱 맞춰 이루어지는 일들이 종종 일어났다. 올해에도 플래너에 적었던 년초의 꿈을 종종 확인하며 작은 소리로 읊조린다. 적잖은 심리학자나 뇌인지과학자들은 동기부여에 대해 강의할 때 목표를 설정하고 구체적으로 기록하기를 권한다. 이순신 장군의 난중일기를 통해서도 우리는 기록이 얼마나 중요한지 알 수 있다. 이순신 장군은 누구를 만나고 어떠한 일이 있었는지 어떤 음식을 먹었는지 자신의 처세는 어떠했는지 구체적으로 기록해 놓았다. 아우슈비츠 수용소에서 살아남은 15%의 유태인들을 대상으로 한 연구에서 그 처참한 나치 학살현장과 고통속에서도 살아남을 수 있었던 이유는 무엇일까? 수용소에 갇히기 전 자잘한 행복의 기억들이 많은 사람들이 생존하였다는 것을 다양한 도서나 강연을 통해서도 들을 수 있다. 사회학자나 심리학자들은 다양한 사회학적 연구 결과를 통해서 정말 어려운 역경을 헤쳐나갈 수 있는 도구는 자신이 경험한 행복의 조각들이다는 결론을 내놓는다. 그 꿈을 이루기 위한 자기암시적 선언을 시시때때로 읊조리는것도 좋다. 또는 미래일기를 써보는것도 좋다. 오늘의 내가 미래의 나에게 보내는 편지도 좋고 미래 그렇게 되어 있는 나에게 축하메세지를 보내는것도 좋다. 다만 구체적이어야한다. 그렇게 해야 상상이 가능하다.

하버드, 예일대 MBA 과정 졸업생들을 대상으로 목표설정에 관한 유명한 연구가 있다. 1979년 하버드 경영대학원 졸업생들에게 명확한 장래 목표를 설정하고 기록했는데 질문했을 때 3%만이 목표와 계획을 세워 종이에 기록했고, 13%는 목표는 있었지만, 그것을 종이에 기록하지는 않았고, 84%는 구체적인 목표가 전혀 없었다. 10년 후인 1989년에 그들에게 다시 질문했을 때 목표는 있었지만 기록하지 않았던 13%는 목표가 없었던 84%의 학생들보다 평균 2배의 수입을 올리고 있었고, 명확한 목표와 계획을 기록했던 3%는 나머지 97%보다 평균적으로 10배의 수입을 올리고 있었다.

즉 목표관리의 핵심은 '종이에 기록'하는 것이다. 성공하는 많은 사람들의 공통점은 자신의 꿈을 종이위에 썼고 적었던 그 꿈이 이루어졌다는 것이다.

여러분의 꿈은 무엇인가? 여러분은 꿈을 생각만 하고 있는가? 아니면 구체적인 목표도 꿈도 없는가? 아니면 종이위에 쓰여 있는 여러분만의 구체적인 꿈이 있는가?

지금 내가 가지고 있는 역량을 확인하고 적어가는 꿈이 아니라 내가 되고 싶고, 갖고 싶고, 내가 하고 싶은 꿈이면 된다. 그 꿈을 적다보니 배시시~ 웃음이 나오고 이 꿈이 정말로 이뤄지면 어떻게 하지? 설레는 꿈이어도 좋다.

지금 나의 형편과 상황을 고려하지 말고 그냥 적어보자. 내가 하고 싶고 되고 싶고 갖고 싶고 나눠주고 싶은 나의 꿈은 무엇인가? 평소에 나의 꿈을 향해 생각을 해 보았던 학생이라면 쉽게 적어갈 수 있겠지만, 한 번도 생각해 보지 않은 학생이라면 쉽지 않다. 시간을 두고 내가 원하는 나의 꿈은 무엇인지 생각해보고 적어보자. 꿈의 가짓수에 제한은 없다. 1년 후, 5년 후, 10년 후를 생각하며 구체적으로 상상하면서 적어보도록 하자. 거창 할 필요도 없다. 아주 사소한 것도 좋고 어마어마한 꿈도 좋다. 여러분이 꿈꾸는 그 꿈은 비용이 들지 않는다. 나를 나답게 만드는 나의 꿈! 내 자신에게 물어보자 "넌 하고 싶은 게 뭐야? 넌 무엇을 나누고 싶어? 가보고 싶은 곳은 어디야?"

"If you can dream it, you can do it."

"꿈을 꿀 수 있다면 할 수 있다."

성공하려면 성공을 향한 꿈과 목표를 먹고 살아야 한다.

하고 싶고, 되고 싶고, 나누고 싶고, 가고 싶은 나의 꿈을 종이위에 써보고 친구들과 나눠보자. 왜 하고 싶고, 왜 되고 싶고, 왜 나누고 싶고, 왜 가고 싶은지 이유를 설명하지 않아도 된다.

자, 지금 당장 종이를 펼쳐놓고 적어보자.

10분이면 된다.

2 나의 꿈을 작성해보자

[내가 하고 싶은 일]

- ☐
- ☐
- ☐
- ☐
- ☐
- ☐
- ☐
- ☐
- ☐
- ☐
- ☐
- ☐
- ☐
- ☐
- ☐
- ☐
- ☐
- ☐
- ☐
- ☐
- ☐
- ☐
- ☐
- ☐
- ☐

[되고 싶은 나!, 나누고 싶은 나!]

☐
☐
☐
☐
☐
☐
☐
☐
☐
☐
☐
☐
☐
☐

[가보고 싶은 곳!]

☐
☐
☐
☐
☐
☐
☐
☐
☐
☐

3 자기관리를 위한 목표 설정하기

내가 갖고 싶고 되고 싶고, 이루고 싶은 나의 꿈을 작성해보고 한 쪽에 그냥 두면 상상 속 나의 미래이고 공상에 머무를 수 있다. 공상에서 벗어나 구체적인 내 삶의 일부가 되려면 성공을 위한 좌표를 구체적으로 설정하는 것이 필요하다. 그 좌표는 막연한 꿈에서 목표로 이동하는 것이다. 목표를 설정하는 것은 자기 자신이 어디 있는지, 원하는 것이 무엇인지를 확실하게 해주고, 주의 깊게 현실과 미래를 성찰할 수 있으며, 철저한 자기관리를 할 수 있게 해준다. 학기가 시작되기 전에 스스로 학습에 대한 계획을 세웠다면 이미 목표의 절반을 이루었다고 볼 수 있다. '시작이 반이다.' 이 속담에서처럼 생각에서만 멈추는 것이 아니라 시작을 위한 한 걸음만 떼도 이미 절반을 실행했다고 볼 수 있는데 그에 앞서 더 우선적인 [시작]은 '내가 할 수 있을까?' '해도 될까?' 라는 불안감, 의심을 버리는 것이다.

가. 목표는 어떻게 세워야 하는가?

목표를 정하고 행하는 주체는 자기 자신이므로 '자신에 대한 이해'를 명확히 할 필요가 있다. 내가 진정으로 원하는 것은 무엇인가? 내가 관심을 가지고 있는 목표는 나에게 어떤 것을 가져다줄 수 있는가? 목표를 실천하기 위해 나는 어떤 노력을 기울일 수 있는가? 공부가 가장 잘되는 때와 공부에 능률이 오르지 않는 때는 언제인가? 과연 내가 목표를 달성할 수 있는가?

장기 목표와 단기 목표가 병행되어야 한다. 도달하는 데 다소 어렵고 시간을 필요로 하는 장기 목표와 쉽게 달성할 수 있는 단기 목표를 함께 설정한다. 장기 목표는 다소 포괄적이어도 상관없지만 단기 목표는 구체적으로 세운다. 특히 장기 목표일 경우에는 중간 목표를 설정하는 것이 좋다.

목표는 명확하고 구체적이어야 한다. 명확하고 구체적으로 세운 목표는 추상적이고 모호한 목표보다 실천가능성이 훨씬 높다. 목표는 긍정문으로 진술한다. '~하지 않기'보다는 '오늘 수업한 A과목 내용 복습하기' '매일 수업할 B과목 예습하기' 등 구체적이고 긍정적인 목표로 진술한다.

목표 성취를 위해 주변의 도움을 요청한다. 나의 목표라고 해서 처음부터 끝까지 모든 것을 혼자 해야 한다는 생각을 버리고 어려움에 직면했을 때는 친구나 선배 혹은 교수님께 도움을 요청한다. 혼자 문제를 해결하기보다 주변 사람들의 도움을 받게 되면 한 걸음 아니 열 걸음 이상 앞으로 나아갈 수 있는 힘을 얻을 수 있다.

목표의 실천 정도를 평가한다. 목표 달성의 정도를 평가하고 과제완성에 필요한 시간을 잘못 계산했다면 목표를 수정하고 계획을 변경한다. 그런 다음 다시 세운 목표와 실천한 것을 최종 평가한다.

목표를 성취했다면 자신에게 보상한다. 수많은 시행착오와 노력 끝에 목표에 도달한 자신에게 물질적이거나 정신적인 보산을 준다. 이는 다른 목표를 설정하고 다시 성공할 수 있도록 하는 긍정적인 자극제가 될 수 있다.

나. 목표의 긍정적 효과

1) 목표는 우리의 삶에 의욕과 생동감을 불어넣는다.

분명한 목표가 있을 때 우리는 그것을 이루기 위한 도전의식과 의욕 속에서 열심히 살아가게 된다.

2) 목표는 일상생활의 방향과 의미를 제공한다.

무엇을 위해 어떻게 살아야 하는지가 분명해지기 때문이다.

3) 목표는 행복감을 선사한다.

행복감은 목표와 밀접하게 연관되어 있다. 행복감은 소망하는 목표를 달성했거나 그 목표를 향해 조금씩 진전되고 있다는 인식으로부터 생겨난다.

4) 목표는 일상생활의 스트레스를 이겨내도록 돕는다.

밝은 미래에 대한 기대는 현재의 어려움을 극복하도록 만들기 때문이다. 추구하는 목표가 분명한 사람은 고난과 역경을 잘 이겨낼 수 있다.

5) 목표는 성공 가능성을 높인다.

분명한 목표를 지닌 사람은 그렇지 않은 사람에 비해서 더 의욕적이고 열정적으로 노력한다.

다. 좋은 목표의 조건

1) 가슴을 설레게 하는 목표를 세워라.

2) 도전적인 목표를 세워 마감시한을 둔다.

3) 목표는 구체적이어야 한다.

[나의 꿈을 이루기 위해 해야 할 것과 그만두어야 할 목록을 구체적으로 작성해보자]

예시) 오후 3시 이후에는 커피를 마시지 않는다.

예시) 밤 11시 휴대폰은 내 손에서 내려놓는다.

[내가 적은 꿈 목록을 토대로 꿈 실현을 위한 목표를 구체적으로 수립해보자]

순서	나의 꿈(목표)	목표를 수정해보면
예시	해외여행하기	1학년 동계방학에 친구 3명과 함께 홍콩으로 3박4일 여행한다.
예시	전공과목 A학점 취득하기	1학기 해부학 수업 5분전에 의자에 앉는다. 수업 후 그날 진도분량 3회 복습으로 A학점 취득한다.
1		
2		
3		
4		
5		
6		
7		
8		

목표는 SMART하게 설정하자

- Specific (구체적)이고, Measurable (측정 가능)하며, Actual (실천적)이고, Realistic (실현가능성)이 있고, Time (마감기한)이 있어야 한다.

미래의 나에게 편지를 써보는것도 좋다.

그러니까 5년 후 나에게 편지를 써보는 것이다. 아주 구체적으로 상상하면서 나의 꿈이 목표가 되고 그 꿈이 이뤄졌을때를 상상하며 그때 나의 감정과 생각, 그 꿈이 이뤄지기까지 어렵고 힘들었던 여정을 생각하며 구체적으로 써보는 것이다. 편지도 좋고 일기형식도 좋다. 현재의 내가 미래의 나에게 써보는 것이다. 상상에서 멈추는 것이 아니라 내 꿈이 이뤄진 그 때를 상상하며 직접 글로 써보는 것이다.

아래 편지는 저자의 졸업생으로부터 받은 편지이다.

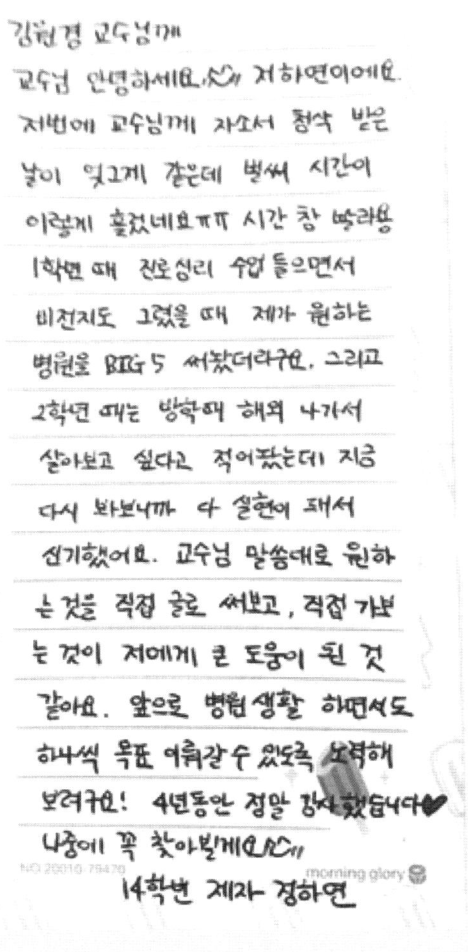
김현경 교수님께
교수님 안녕하세요^^ 저 하연이에요.
저번에 교수님께 자소서 첨삭 받은
날이 엊그제 같은데 벌써 시간이
이렇게 흘렀네요ㅠㅠ 시간 참 빠라용
1학년 때 진로심리 수업 들으면서
비전지도 그렸을 때 제가 원하는
병원을 BIG 5 써놨더라구요. 그리고
2학년 때는 방학때 해외 나가서
살아보고 싶다고 적어놨는데 지금
다시 봐보니까 다 실현이 돼서
신기했어요. 교수님 말씀대로 원하
는 것을 직접 글로 써보고, 직접 가보
는 것이 저에게 큰 도움이 된 것
같아요. 앞으로 병원생활 하면서도
하나씩 목표 이뤄갈 수 있도록 노력해
보려구요! 4년동안 정말 감사했습니다♥
나중에 꼭 찾아뵐게요^^
14학번 제자 정하연

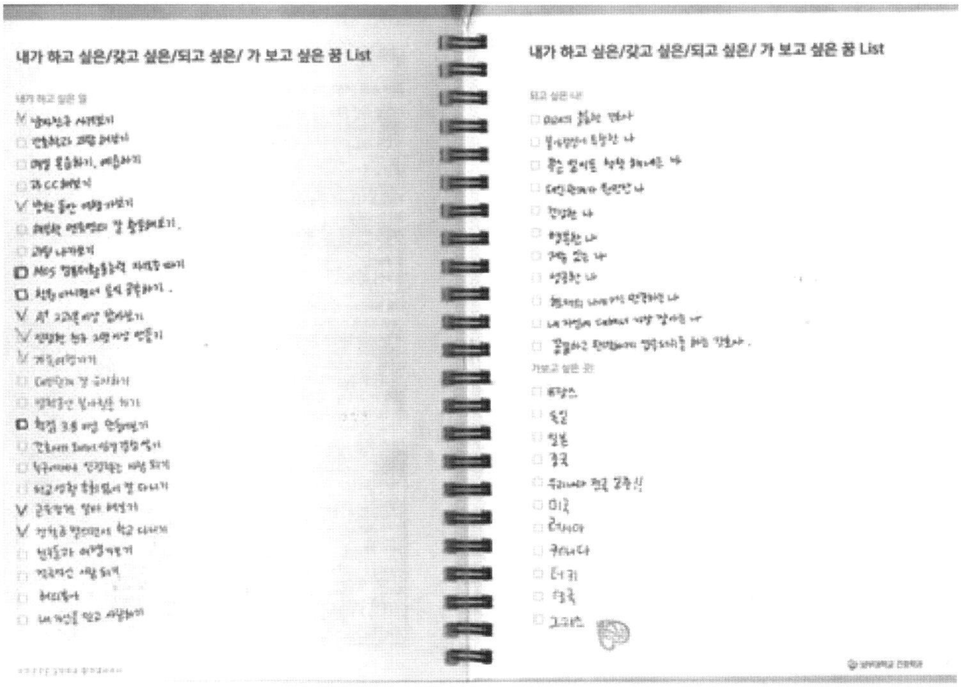
내가 하고 싶은/갖고 싶은/되고 싶은/ 가 보고 싶은 꿈 List
내가 하고 싶은/갖고 싶은/되고 싶은/ 가 보고 싶은 꿈 List

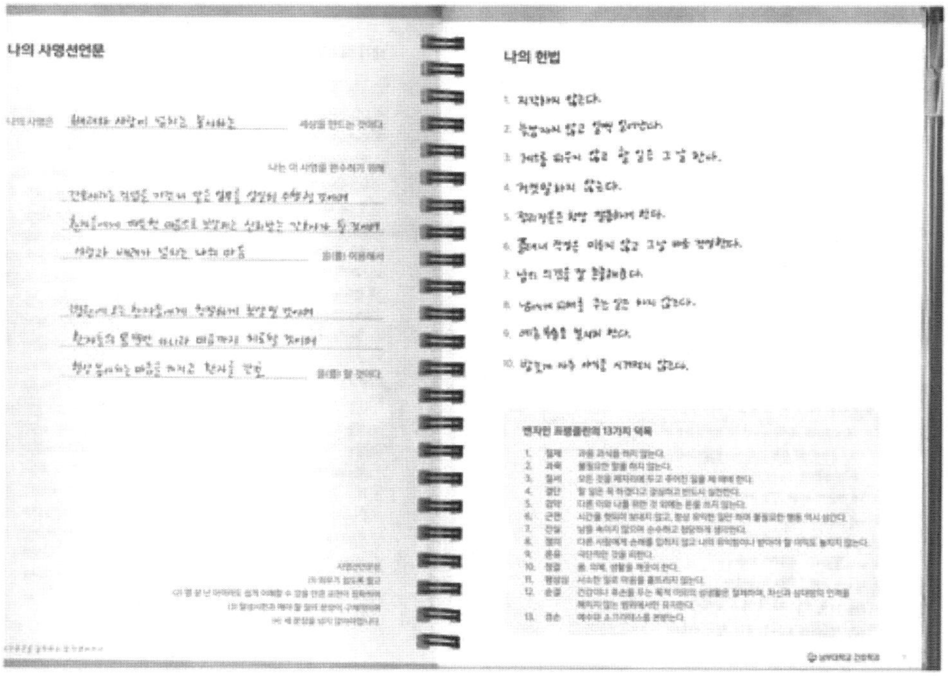
나의 사명선언문
나의 헌법
벤자민 프랭클린의 13가지 덕목

인생을 바꾸어놓은 요술명찰

1985년 가을, ((최고 경영자 예수))의 저자 로리 베스 존스(Laurie Beth Jones)는 그녀의 인생을 단번에 바꿔버린 놀라운 경험을 하게 됩니다. 한 세미나에서 '이루어질 것 같지 않은 목표'를 세우고 '그것을 항상 눈에 보이는 뒀을 뿐'인데 이 간단한 행동은 그녀의 인생을 크게 변화시켰습니다.

그녀는 강사의 지시에 따라 세미나에 참가한 모든 사람들 앞에서 "지금으로부터 1년 뒤인 1986년에 나의 수입은 8만6천 달러가 될 것이다"라고 자신의 목표를 큰 소리를 외쳤습니다. 그녀는 5주 동안의 세미나 기간내내 이름 대신 '8만 6천 달러'라고 쓰여진 명찰을 가슴에 달고 다녔습니다. 이후 세미나가 끝나 집으로 돌아와서는 그 명찰을 욕실 거울에 붙여 두었습니다.

1986년 6월 말에 집계해 본 그녀의 수입은 4만 2천 달러였습니다. 그녀는 거울에 붙어있는 명찰의 아래 위를 강력한 테이프로 더욱 단단하게 고정시켰습니다. 마침내 1986년 하반기, 그녀의 수입은 상반기 수입액을 초과했습니다. 그녀가 '8만 6천 달러'라는 명찰을 만들었던 1985년, 그녀의 실제 연봉은 3만 6천 달러였습니다. 그리고 특별히 목표액을 8만 6천 달러라고 한 것은 그 다음해가 1986년도였기 때문이었습니다. 우연하게 세워진 이 목표는 스스로의 마음에 그것을 새기고 매일매일 눈으로 확인하면서 자신을 이끌어 나간 결과 현실로 나타나게 되었습니다. 그리고 그녀는 자신을 성공으로 이끌었던 경험을 바탕으로 [사명선언문]이라는 책을 썼고 그것으로 또 한번의 목표를 이뤄낼 수 있었습니다.

-아들아, 머뭇거리기에는 인생이 너무 짧다. 실행북(강헌구) 중에서

MEMO

3

효율적인 시간 관리

도서관 한쪽 벽면에는 '지금 잠을 자면 꿈을 꾸지만, 지금 공부를 하면 꿈을 이룬다!'는 명언이 있다. 고등학교 시절에는 아침 7시가 되면 등교를 위해 집을 나섰으나 대학에 진학해서는 시간에 쫓기는 것도 거의 없을뿐더러 간섭하는 사람도 드물다. 그만큼 대학생활은 자유롭다. 그래서 입학당시의 자신의 목표와는 다르게 모든 것이 허물어질 수 있다. 더구나 'COVID19'로 인해 시간관리의 필요성을 어느해보다 더 느꼈을 것이다. 벤저민 프랭클린은 3-5-7-9 시간관리 법칙을 평생 철저하게 지키며 남다른 절제와 검소한 생활을 했던 사람으로 널리 알려져있다. 그는 하루 24시간을 3시간 독서와 자기계발 - 5시간 식사와 여가시간으로 - 7시간 수면 - 9시간 업무시간으로 적용하여 현대인들에게 가장 이상적인 시간관리도구가 되고 있다. 시간은 자유로운 대학생활에서 가장 허비하기 쉬운 대학생의 소중한 자원이라 할 수 있다. 성공적인 대학생활을 하기 위해서는 시간을 효과적으로 관리하는 것이 매우 중요하다.

세계적인 경영컨설턴트이자 자기계발 전문가인 피터드러커(Peter Drucker)는 [성과를 향한 도전], [자기 경영노트]에서 시간 관리의 핵심을 한마디로 표현한다.

"너의 시간을 알라."

시간 관리의 중요성을 강조하면서 세 가지의 시간관리 원칙을 제시하였다.

1 시간 관리의 원칙

가. 사용을 기록하라

시간 관리의 첫 번째 원칙은 시간 사용을 기록하는 것이다. 시간 관리에 성공하는 사람들은 예외 없이 자신의 시간사용을 계속 기록하는 습관을 지니고 있다. 시간 관리의 중요성을 역설했던 피터드러커는 이를 입증해 보이기 위해서 간단한 실험을 한 적이 있다. 기억력에 자신이 있다는 경영자들을 대상으로 그들이 평소에 시간을 어떻게 사용하는지 물어보고 그들이 말하는 활동별 시간의 양을 계산했다. 그리고 이들에게 몇 주 동안 실제로 어떤 활동에 시간을 얼마나 사용하는지를 기록하게 했다. 기억에 근거한 어림짐작의 시간사용과 기록에 근거한 사실적인 시간사용을 비교해본 결과 놀랍게도 커다란 차이를 보였다. 대학생들도 일주일동안 전공과목을 공부한 시간에 대하여 본인이 기억하고 있는 것과 실제로 공부한 시간을 기록토록 하여 비교해보면 놀랍게도 기억하고 있는 시간보다는 실제로 사용했던 시간이 터무니없이 적었음에 놀라기도 한다. 이러한 결과는 기록을 하지 않으면 실제로 사용한 시간을 정확하게 파악할 수 없다는 것을 잘 보여줄 뿐 아니라 효율적으로 사용하고 있지 않다는 것을 잘 보여 준다. 내가 사용하는 시간들이 어떻게 사용되고 있는지 정확하게 알고 있어야 시간을 관리할 수 있다.

나. 시간 사용을 점검하라

시간 관리의 두 번째 원칙은 시간사용을 점검하는 것이다. 시간 사용의 기록을 통해서 자신이 실제로 시간을 어떻게 사용하고 있는지를 점검해보는 것이다. 다음 질문을 스스로에게 해보자

- 지난 한 달 동안 계획했던 일의 몇 %나 실천에 옮겼는가?
- 지난 한 주 동안 계획했던 일의 몇 %나 실천에 옮겼는가?
- 오늘 계획했던 일의 몇%나 실천에 옮겼는가?
- 기상시간과 취침시간은 일정한가?
- 일주일의 생활에서 가장 많은 시간을 차지하는 활동은 무엇인가?
- 학업, 자기계발, 가족관계, 대인관계, 진로, 여가 등은 균형을 이루고 있는가?
- 계획은 세웠으나 실행에 옮기지 못한 것은 무엇인가?
- 계획에 따라 시간을 효율적으로 사용하지 못하게 하는 여러 가지 방해물은 무엇인가?

이러한 질문들은 자신의 시간 관리를 점검할 뿐만 아니라 시간 관리의 문제점을 발견하도록 돕는다.

즉, 시간 낭비의 원인을 제거하고 유난히 대인관계 유혹에 약한 사람들은 친구들의 부탁을 거절하지 못하여 시간 관리의 어려움을 겪기도 한다. 할 수 없는 것은 할 수 없다고 말 할 수 있어야 하며 자신뿐 아니라 다른 사람의 시간까지 낭비하는 시간의 비생산적인 요소를 없애도록 해야 한다.

다. 시간 존중하기

시간관리 기술을 사용하는 주요점은 자신의 시간뿐 아니라 다른 사람의 시간 또한 존중하는 것이다. 자신의 시간을 존중하는 사람은 타인의 시간 또한 존중한다는 것을 발견하게 될 것이다. 시간을 잘 관리하고 사용한다는 것은 요구되는 시간을 존중하고 자신과 함께 상호 활동하는 사람과 의사소통하는 것을 의미하기도 한다. 자신은 다른 사람의 시간요구를 존중함으로써 서로 응답해야만 한다. 만약 여러분이 팀 과제를 위해 약속을 정했다면 어떤 일이 있어도 철저하게 지키는 것이 합당하다. 특별한 문제 때문이라면 사전에 약속을 다시 잡는 것이 적절하다. 대학생들 뿐 아니라 현대인은 모두가 너무 바쁘다. 우스갯소리로 대한민국은 유치원생도 바쁘다는 말이 있다. 내 시간이 소중하면 타인의 시간도 소중하다는 것을 기억하여 팀 학습을 위한 약속이든 강의시간이든 내 스스로 정한 자율학습의 시간이든 철저하게 지키도록 해야 한다. 그리고 스스로에게 지속적으로 질문하고 답해야 한다. "지금 가장 최선의 시간 사용은 무엇인가?"

내 시간을 존중하지 않는 사람은 타인의 시간 또한 존중하지 않는 것을 종종 관찰하거나 경험하게 된다. 그런 친구와 한 팀이 되거나 그 친구로 인해 내 시간이 방해받을 때는 단호하게 선을 긋는것도 하나의 방법이다. 팀 학습을 위해 모이게 될 때는 소요시간이 얼마나 예상되는지 미리 안내하고 시작하는 것도 시간을 존중하는 하나의 방법이기도 하다. 모든 사람이 원하는 성취에 있어 충분한 시간을 가질 수 없을 것이라는 것을 인식하여 불필요한 시간낭비요인을 감소하고 규명하기 위해 시간표를 사용한다. 매일 목표를 설정하고 우선순위를 목록화하기 위해 매일 스케줄하는 플래너를 사용하는것도 시간을 관리하고 존중하는 또 다른 방법이다.

라. 시간 사용을 개선하라

시간은 모든 사람에게 공평하게 주어지는 귀중한 자산이다. 시간을 비효율적으로 사용하고 있다면 그 원인을 찾아 해결책을 강구하고 시간사용의 개선방법을 모색해야 한다.

시간 사용을 효과적으로 개선하면 다음 표처럼 효과적으로 시간 관리를 할 수 있다.

효과적인 시간 관리	비효과적인 시간 관리
시간을 Control 할 수 있다.	시간에 끌려 다닌다.
자율적이다.	타율적이다.

효과적인 시간 관리	비효과적인 시간 관리
중요한 일을 우선적으로 한다.	시시한 일을 할 때가 많다.
일의 질과 탁월성에 관심을 갖는다.	일한 양에 더 관심을 갖는다.
바쁠 때도 여유가 있어서 서두르지 않는다.	너무 바쁘거나 너무 한가한 경우가 많다.
계획에 따라 일관되게 움직인다.	기분에 따라 움직이므로 일관성이 없다.
무리를 하지 않는다.	무리를 하거나 게으르다.
삶이 균형과 조화를 이룬다.	삶이 불균형하고 혼란스럽다.
성취한 후에 기쁨과 보람을 느낀다.	레포트를 마쳐도 화가 나거나 아쉬움이 남는다.

시간관리란 시간을 관리하는 것이 아니라 자기 자신을 관리하는 것이라고 할 수 있다.

시간 관리의 원칙의 가장 기본은 기록이다.

성공적인 대학생활을 원한다면 반드시 플래너를 사용하여 시간 관리를 하는 습관을 들여야 한다.

시간 관리의 첫째는 목표를 잘 세우는 것이다. 일정한 기간 동안 해야 할 일들을 구체적인 목표로 설정하는 것이다. 대학생활 4개년 목표를 적어보고 연간, 월간, 주간, 일일 목표를 정해보고 그 목표들의 우선순위를 정하는 것이 중요하다. 세계적인 자기계발 전문가이자 [성공하는 사람의 7가지 습관]의 저자로 유명한 스티븐코디Stephen Covery는 목표의 시급성과 중요성에 비추어 아이젠하워의 시간 매트릭스를 이용하여 우선순위를 정하는 매우 유용한 방법을 제시하고 있다.

아이젠하워의 시간 매트릭스

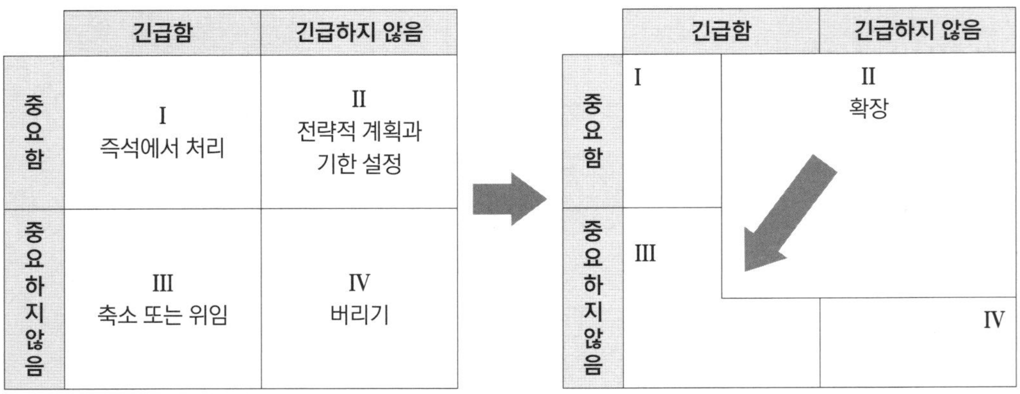

X축은 긴급성을 나타내고 Y축은 중요성을 반영한다. 우리가 해야 할 일들은 4분면 중 한 분면으로 분류할 수 있다. 긴급한 일은 보통 눈앞에 보인다. 따라서 이것들은 우리에게 압박감을 주고 곧바로 행동하도록 졸라댄다. 반면 중요성은 결과와 관계된다. 우리의 사명, 가치관, 우선순위가 높은 목표에 기여하는 일이 중요하다. 우리는 급한 일에 즉각적으로 반응한다. 그러나 급하지는 않지만 중요한 일은 더 큰 자발성과 더 많은 주도성을 요구한다. 네가지 사분면에 대해 각각 살펴보면,

I사분면은 중요하고 긴급한 일이다. 마감시간이 임박한 꼭 해야 할 과제(예; 이틀후에 보게 될 해부학 시험, 내일 제출 마감인 창사문 보고서, 다음 주의 학습공동체 발표 등)등을 말한다. 그 결과 스트레스가 많아지고 심신이 피로하며 문제 수습에만 매달리게 된다.

III사분면은 긴급하나 중요하지 않은 일이다. 마감시간이 임박했지만 꼭 할 필요는 없는 일(예; 내일 끝나는 영화보기, 전화로 요청해온 의견조사, 마감이 임박한 쇼핑 마일리지 사용)등이다. 그 결과 목표와 계획을 무시하여 피상적이거나 단절된 인간관계가 많고 경박한 성격의 소유자라는 평판을 받게 되기도 한다.

IV분면은 긴급하지도 않고 중요하지도 않은 일이다. 아무 생각없이 휴대폰으로 웹툰을 보고 있거나 새벽 1~2시까지 누워서 휴대폰으로 게임, 쇼핑하기, 연예인 뉴스보기 등이다. 그 결과 학업의 결과는 최악의 결과를 얻게 될것이며 매우 의존적인 사람이 되기도 한다.

II사분면은 긴급하지는 않은데 중요한 일이다. 그리고 급하지 않기 때문에 그것들을 실행하지 않는다. 예를 들어 책 읽는 것은 시급하지 않다. 그러나 중요하다. 장래를 위해 외국어 공부를 하는 것도 급하지 않다. 그러나 중요하다. 건강을 위해 운동하는 것보다 급한 일은 너무나 많다. 그러나 중요하다. 아이젠하워는 "긴급한 일 중에 중요한 일은 없고, 중요한 일 중에는 긴급한 일은 없다."라고 했다. 지금 당장 성적을 올리기 위해 암기과목 위주로 공부하지만 결국 중요과목을 꾸준히 공부한 학생을 넘어서기란 어렵다.

시간관리의 진짜 노하우는 II사분면에 해당되는 일을 찾아내어 이를 주도적으로 집중하는 것이다. 그렇게 하면 제일 중요한 것으로 착각했던 I사분면 영역이 줄어들면서 리포트나 시험공부를 미리 해 놓은 학생처럼 쫒기지 않는 삶을 살 수 있게 된다. 결국 문제의 근원을 해결하고 나아가 예방 차원의 행동을 하기 때문이다. 이를 시간 관리 용어로는 '파레토 원칙(Pareto principle)'이라 하는데 즉 80%의 결과는 20%의 중요한 활동에서 나온다는 것이다.

2 시간 관리의 실제

시간 관리에서 먼저 점검해 보아야 하는 것은 목표설정이다. 또한 목표를 달성하기 위해 필요한 일들을 나열해보고 일의 우선순위를 결정하여 이에 따라 년간, 월간, 주간, 일일 시간 계획을 작성한다.

시간 관리 도구 중에 주간계획표가 가장 중요하다. 목표를 월 · 화 · 수 그리고 목 · 금 · 토로 나누어 관리한다. 작심삼일이라는 말이 있는데 인간의 본성상 기억력과 나태함의 한계를 3일로 간파한 것이다. 부정적으로 쓰이지만 긍정적으로 순화하여 3일간 계획하고 실천하고 또 3일간 목표 잡고 실행하고 이렇듯 작심삼일을 반복하는 것이다.

아무리 목표를 자세하게 잡았다고 해도 실천하지 않으면 아무 소용이 없다. 오히려 목표를 소극적으로 잡았다고 해도 100% 실천해서 달성하는 것이 훨씬 낫다. 잠자기 전 침대에서 내일의 해야 할 일 여섯 가지를 기록해보고 다음날 어떤 일부터 해야 할지 우선순위를 매긴 다음 그 일을 마친 후 다음 순위의 일을 하도록 한다.

할 일을 정리할때는 '우선순위'와 '완성까지 필요한 시간'이라는 두 가지를 축으로 눈앞의 일을 분류해야 한다.

우선 일을 우선순위에 따라 분류한다. 우선순위에 따라 일을 분류하면 곧바로 처리해야 하는 일이 무엇인지 명확해지고 필요이상으로 조급했던 마음이 안정된다. 다음으로 완성까지 필요한 시간이 얼마나 되느냐에 따라 정리한다. 시작하자마자 바로 끝낼 수 있는 일과 그렇지 않은 일을 구별한다. 바로 끝낼 수 있는 일이 의외로 많다고 확인되면 차분하게 일을 처리할 수 있다.

예를 들면 팀 학습 모임에서 총무를 맡았기에 친구들과의 약속 장소를 정해야 한다면 장소 선택기준만 명확하면 바로 인터넷으로 검색해서 팀 모임 톡에 올려두면 된다. 3일 후로 닥친 레포트 제출자료는 내일 오후까지 뼈대가 되는 몇 가지 기준을 정해 기본 틀을 정리해야 한다. 상세한 내용 작성은 내일과 모레 밤 시간을 이용하여 할 수 있다.

일을 분류한 후에는 우선순위가 높고 완성까지 긴 시간이 걸리는 일(A)부터 처리한다. 아무리 노력해도 마감시간에 맞출 수 없다고 판단되면 지체말고 바로 대처해야 한다. 교수님이나 동료들에게 현재 상황을 설명하고 마감일/마감시간을 재설정해달라고 할 수 밖에 없다. 마감일까지 불가능한 팀레포트를 붙들고 있다가 마감 당일에 엉성한 자료를 제출하기보다는 먼저 연락하여 다음 행동을 취하는 편이 더 현명하다.

다음으로 우선순위가 높고 바로 완성할 수 있는 일(B)에 착수한다. 이 일을 눈앞에서 정리해 놓으면 마음이 꽤 편안해질 것이다. 그 후 마감일을 연장시켜 두었던 우선순위가 높고 완성까지 시간이 걸리는 일(A)을 차분히 시작한다.

우선순위가 낮은 일은 그 후에 시작한다. 짧은 시간에 완료할 수 있는 일(C)은 리스트에서 하나하나 지워나가면 된다. 마지막으로 우선순위가 낮고 시간이 걸리는 작업(D)에 착수한다.

즉 우리는 첫 번째 구역을 먼저 처리하고 두 번째 구역에 투자하고, 세 번째 구역을 통과해서 네 번째 구역과 멀어지면 된다.

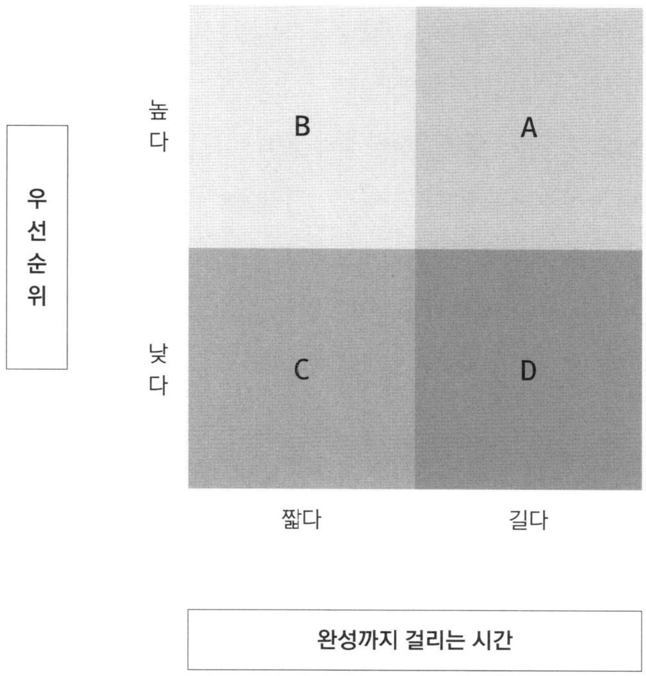

일일 시간관리 리스트를 작성할 때 몇 가지 주의해야할 것이 있다면

첫 번째 한 가지 일을 끝내는 데 필요한 시간을 계산한다. 이상적인 일일 계획표를 작성하고 싶다면 자신의 실제상황에 맞춰 각 항목마다 끝내는데 필요한 구체적인 시간을 계산한 뒤 일정을 분배해야한다.

두 번째 탄력적으로 여지를 남긴다. 우리는 1시간후에 어떤일이 생길지 아무도 알 수 없다. 하루일과를 너무 빽빽하게 짜면 돌발상황이 발생했을 때 차분하게 대처할 수 없다. 학과수업에서 갑자기 '공강시간'이 생겼을 때 친구들과 이런저런 의미없는 이야기를 하거나 인터넷쇼핑하다가 시간을 버리기 싫다. 계획을 세울 때 알 수 없는 상황도 자신의 계획의 일부로 고려해야 한다.

세 번째 단호하고 정확한 선택을 한다. 자신의 일정표를 좀 더 계획적이고 보람차게 짜고 싶다면 중요도와 우선순위에 따라 취사선택할 줄 알아야 한다.

네 번째, 일 일 시간관리 리스트의 실천효과를 구체적으로 점검한다. 취소된 것, 다음날로 미루게 된 것, 실천한 것을 오전, 오후 일정시간으로 나누어 점검하고 자신만의 표기방법으로 점검한다면 미루는 습관을 개선할 수 있다.

하버드 대학에서 신입생들에게 가장 먼저 가르치는 것이 시간관리이다. 하버드 시간관리 비법 중 일부로서

1. 하루에 너무 많은 일정을 짜지 않았는가?
2. 어떤 한 가지 일을 처리하는데 너무 많은 시간을 쓰지 않았는가?
3. 중요하지 않은 일에 시간을 낭비하지 않았는가?
4. 외부의 방해 때문에 오늘 계획된 일을 끝내지 못했는가?
5. 내가 약속한 일은 내 자신과 다른 사람 모두에게 가치가 있는 일인가?
6. 다른 사람을 위해 한 일과 내가 얻은 이익은 동등한가?
7. 약속을 하지 않으면 누군가에게 손해가 가는가?
8. 약속을 하지 않으면 아낄 수 있는 시간은 얼마인가?

위와같은 질문을 자신 스스로에게 하면서 항상 시간이 모자란다고 불평하면서도 마치 시간이 무한정 있는 것처럼 행동하고 있지는 않은지 점검해보자.

※ 주간 시간계획표를 구체적으로 작성해보고 자신의 주간 시간 활용을 분석해보자.

요일	(　　　)월	(　　　)화	(　　　)수	(　　　)목	(　　　)금
ONE Thing					
할일	□ □ □ □ □	□ □ □ □ □	□ □ □ □ □	□ □ □ □ □	□ □ □ □ □
7					
8					
9					
10					
11					
12					
1					
2					
3					
4					
5					
6					
7					
8					
9					
10					
11					
12					
매일 성찰					

※ 나의 주간 시간 활용 분석하기

점검항목	한 번에 필요한 시간 ㉠	회 ㉡	일 ㉢	주당 필요한 전체시간 ㉠×㉡×㉢
① 일반적으로 몇 시간 자는가?				
② 일반적으로 몸치장하는데 걸리는 시간은?				
③ 일반적으로 식사준비와 마무리까지 포함한 식사시간은?				
④ 통학에 걸리는 시간은?				
⑤ 일반적으로 일주일에 과외활동(학생회, 학과 활동, 동아리, 교회 등)을 위해 사용하는 시간은?				
⑥ 일반적으로 일주일동안 아르바이트하는데 사용하는 시간은?				
⑦ 일주일당 수업시간은?				
⑧ 일반적으로 여가(친구와 어울리기, TV시청, 컴퓨터 게임 등)을 위해 주당 사용하는 시간은?	월~금요일: 주말: 총 시간			
⑨ 기타(일상생활과 학교생활 중 위 항목에서 제외된 내용)에 사용하는 시간은?				
⑩ 일상생활과 학교생활을 위해 주당 사용하는 합계(①~⑨까지의 합)				
⑪ 주당 자기주도적인 공부시간 계산하기(168시간-⑩)				

※ 나의 대학생활을 계획해보자

CAMPUS LIFE PLAN

구분	1학년		2학년		3학년		4학년	
학업 전공과목 교양과목 특강 학술제	1학기	2학기	1학기	2학기	1학기	2학기	1학기	2학기
	/4.5	/4.5	/4.5	/4.5	/4.5	/4.5	/4.5	/4.5
자기계발 어학 독서 자격증 해외연수								
가족/인간관계 가족, 친구, 이성교재								
신체/건강 운동 생활습관 건강지표 (체중, 혈압)								
학생회/사회봉사 동아리활동 취미활동 자원봉사 종교생활								
기타								

20** YEARLY PLAN

구분	목표	실천내용	시간계획	평가
학업 전공학점 특강 학술제				
자기계발 어학 독서 자격증 해외연수				
가정/인간관계 가족, 친구, 이성교재				
신체/건강 운동 생활습관 건강지표(체중, 혈압)				
학생회/사회봉사 동아리활동 취미활동 자원봉사 종교생활				
기타				

CAMPUS LIFE PLAN

(작성 예시)

나의 Mission/Vision

준비된 ____________대학교병원 간호부 응급실 간호사

소망을 품고 살아가는 나 __________ !

구분	1학년		2학년		3학년		4학년	
학업 전공과목 교양과목 특강 학술제	1학기	2학기	1학기	2학기	1학기	2학기	1학기	2학기
	3.8 /4.5	3.9 /4.5	3.9 /4.5	4.0 /4.5	3.5 /4.5	3.8 /4.5	/4.5	/4.5
	• 간호학술제 참여		• 간호학술제 참여 • 간호분야 진로특강 참여		• 학술제 발표 참여		• 간호학술제 발표 후배 지원	
자기계발 어학 독서 자격증 해외연수	• 토익 450점 • 매월독서 1권 이상 • 학습공동체 참여 • 신문사설 및 의료관련기사 읽기 • 전산관련 자격증 취득		• 토익 550점 • 학습공동체 출전 • 전문직관 프로그램 참여 • 신문사설 및 의료관련기사 스크립 • 취업희망병원 답사		• 토익 650점 이상 • BLS _P 자격취득 • 취업희망병원 인턴십 및 자료탐색 스크립 • 해외 단기 어학연수		• 토익 830점 이상 • IRB 교육이수 • 취업희망병원 인턴십 및 자료탐색 스크립	
가족/인간관계 가족, 친구, 이성교재	• 단짝친구 4명 사귀기 • 가족을 위해 주말에 꾸준히 할 수 있는 일 1가지 선포 & 실천		• 단짝친구와 여행 • 가족을 위해 매일 꾸준히 할 수 있는 일 1가지 선포& 실천		• 이성친구 사귀기 • 가족을 위해 매일 꾸준히 할 수 있는 일 1가지 실천		• 가족을 위해 매일 꾸준히 할 수 있는 일 1가지 실천	
신체/건강 운동 생활습관 건강지표 (체중, 혈압)	• 아침형 인간되기 • 빨리걷기 30분 이상 • 취침1시간 전 미디어 차단		• 아침형 인간되기 • 빨리걷기 30분 이상 • 취침1시간 전 미디어 차단		• 아침형 인간되기 • 빨리걷기 30분 이상 • 취침1시간 전 미디어 차단		• 아침형 인간되기 • 빨리걷기 30분 이상 • 취침1시간 전 미디어 차단	
학생회/사회봉사 동아리활동 취미활동 자원봉사 종교생활	• 지속적인 봉사활동 할 곳 탐색 • 동아리 가입 • 취미/특기계발		• 동아리/학생회 리더 참여 • 자원봉사 활동		• 동아리/학생회 리더 참여 • 다문화가정 외국인 봉사활동 참여		• 동아리/학생회 선배 역할	

20** YEARLY PLAN

Key words

열정, 절제, 결단

구분	목표	실천내용	시간계획	평가
학업 전공학점 특강 학술제	3.0/3.3학점 간호학술제 전공과목 특강	전공(과목: 해부학, 생리학)예습, 복습철저	복습: 아침6시~7시 예습: 저녁10시~10:30분	
자기계발 어학 독서 자격증 해외연수	토익500점 독서 1권 학습공동체 참여 신문사설 및 의료관련기사 읽기	토익강좌 수강 매일 영어단어 50개 완벽암기 매일 30분/50페이지 독서 교내 전산관련 교육 참여	영어단어암기시간; 독서시간; 전산교육시간;	
가정/인간관계 가족, 친구, 이성교재	단짝친구 4명 가족을 위해 주말에 꾸준히 할 수 있는 일 1가지 선포& 실천	점심식사 함께 하기 설거지 선포& 실천	일요일 저녁 설거지	
신체/건강 운동 생활습관 건강지표(체중,혈압)	아침형 인간되기 걷기 미디어 차단	7시기상 11시 30분 취침 캠퍼스내 운동장 빠르게 걷기 미디어 차단	수업종료 후 저녁 10시 이후 차단	
학생회/사회봉사 동아리활동 취미활동 자원봉사 종교생활	지속적인 봉사활동 할 곳 탐색 동아리 가입 취미/특기계발	노엘실버타운 봉사활동 광산구청소년센타 봉사활동 RCY 가입 수영 배우기	월요일 2시~4시 저녁 6시 30분 남부대국제수영장 기초강좌 등록	

4 학업관리 전략

간호법 제4조 간호사 면허 조항을 살펴보면 간호사가 되려는 사람은 평가인증기구의 인증을 받은 간호학을 전공하는 대학이나 전문대학을 졸업한 사람에 해당하는 사람으로서 간호사 국가시험에 합격한 후 보건복지부장관의 면허를 받아야 한다. 간호학과를 졸업했다고 해서 졸업생 모두 간호사 면허가 부여되는것이 아니라 간호사 국가시험에 합격해야 하는데 국가시험을 볼 수 있는 자격은 간호교육인증을 받은 대학이나 학과를 졸업하는 것이 우선조건이다. 또한, 간호법 제12조 간호사의 업무를 간단히 살펴보면 첫째 환자의 간호요구에 대한 관찰, 자료수집, 간호판단 및 요양을 위한 간호 둘째「의료법」에 따른 의사, 치과의사, 한의사의 지도하에 시행하는 진료의 보조 셋째 간호 요구자에 대한 교육 · 상담 및 건강증진을 위한 활동의 기획과 수행, 그 밖에 대통령령으로 정하는 보건활동 넷째 간호조무사가 수행하는 업무 보조에 대한 지도이다.

간호사가 되기위해 간호학과에 입학하여 열심히 공부해야만 간호사 면허를 취득할수 있고, 환자의 간호요구에 대한 관찰, 자료수집, 간호판단과 요양을 위한 간호를 수행할 수 있게 된다. 그러므로 학과에서 배우게 되는 전공필수교과목은 간호사국가시험과 직접 연결되는 성인간호학, 모성(여성)간호학, 아동간호학, 지역사회간호학, 정신간호학, 간호관리학, 기본간호학으로 나뉘는 간호학 교과목과 보건의약관계법규 교과목이다. 간호학개론, 간호윤리와전문직, 의학용어, 건강사정, 연구방법론 등 이외 이론교과목과 임상기관에서 실시하는 성인간호학실습, 모성(여성)간호학실습, 아동간호학실습, 지역사회간호학실습, 정신간호학실습, 간호관리학실습교과목과 교내에서 실시하는 기본간호학실습 교과목은 각 대학마다 전공필수 또는 전공선택교과목으로 분류된다. 전공기초 교과목은 해부학, 생리학, 미생물학, 병리학, 약리학, 기초생화학 등으로 구성되어 있어 전공이론 수업과 임상실습에서 활용되는 중요한 기반이 된다. 1학년 교육과정에서 배우게 되는 전공기초 교과목의 공부방법을 살펴보자.

1 효과적인 전공기초 교과목(예: 해부학) 공부법

- **기본 개념 파악:** 해부학은 인체의 구조를 배우는 과목이기 때문에 해부학 용어와 기본적인 구조를 이해하는 것이 매우 중요하다.

- **용어, 해부학적 위치와 몸의 방향:** '정중면', '수평면', '관상면', '내측', '외측', '전두면', '몸쪽', '먼쪽' 등 해부학 용어는 중요하지만 처음 접하는 용어가 많아서 어려울 수 있지만, 추후 임상에서 환자들이 진단, 방사선 검사 할 때 자주 쓰이는 용어이다. 각 용어의 의미를 그림과 함께 자주 눈에 익히면 이해하기 쉬울것이다. 의학용어, 한글용어, 한자용어가 혼재되어 있어 용어자체가 낯설어서 자꾸 외면해지기 쉬운 교과목이기도 하다.

- **시각적 자료 활용:** 해부학은 시각적으로 구조를 익히는 과목이라 그림, 모형, 3D 영상 등을 활용하는 것이 중요하다. 교재나 인터넷에서 해부학 그림을 찾아보고, 인체 각 부위가 어떻게 연결되어 있는지 시각적으로 연상하는 것이 중요하다. 3D 앱/영상 어플리케이션이나 영상을 활용하면 더 직관적으로 이해할 수 있다.

- **모형 활용:** 해부학 수업에서는 인체 모형이나 골격 모형을 직접 만져보면서 구조를 익히는 것이 도움이 된다. 자신의 몸을 직접 만지거나 보면서 공부하면 이해가 빠르다.

- **체계적인 학습:** 한 번에 많은 양을 학습하려고 하면 부담이 될 수 있어서 부분별로 나누어 학습하는 것이 필요하다. 적어도 매주 배웠던 내용은 반드시 복습하는 습관을 들여야 한다. 자신만의 노트를 만들거나, 플래시 카드로 복습하는 것도 좋은 방법이다.

- **그룹 스터디 활용:** 해부학은 혼자서 학습하기 어려울 수 있으므로, 스터디 그룹을 활용하는 것도 좋은 방법이다. 대학내 교수학습지원센터에서는 그룹활동을 지원해주는 프로그램을 활용하면 도움이 될것이다. 그룹에서 각자 학습분량을 나눠서 학습한 다음 서로에게 가르치는 방식으로 학습하면 기억에 오래 남고 단답형, OX퀴즈를 만들어서 함께 풀어보는것도 도움이 될것이다.

제자 중 졸업 후 서울대학교병원에 취업한 K학생은 해부학 A+학점 취득을 목표로 수업 당일 복습했을뿐 아니라 일주일 이내 다시 복습하다보니 교재를 17번 읽게 되어 책이 너덜너덜 해졌다는 것이다. 어떤 길을 처음 가게될때는 몰라서 두리번 거리게 되지만, 그 길을 반복적으로 가다보면 음악을 들으면서도 빠르게 갈 수 있듯이 교재중심으로 복습을 게을리하지 않으니 몇 페이지에 어떤 그림과 내용이 있는지 모두 알 정도가 되었다는 것이다. 해부학을 꼼꼼하게 학습해두니 2학기에 수업하는 생리학에서도 큰 어려움이 없었다고 한다. 특히 골격계, 순환계, 호흡계, 소화계, 비뇨계, 신경계를 공부할때는 자기가 자기에게 그림을 그려가며 강의하면서 완벽하게 암기하려고 노력했다는 것이다. 그 결과 취업 후 간호사로 근무하면서 환자나 보호자에게 교육이나 환자상태를 설명하게 될때 어렵지않게 할 수 있다고 한다. K학생처럼 17번까지 읽고 쓰고 못하더라도 최소 7번 이상 숙독하며 스스로 교수자와 학습자 역할을 하면서 복습하다보면 A학점 이상 취득할 수 있을것이다.

처음부터 완벽하려고 하지 말고, 꾸준히 반복하는 것이 중요하며 모르는 개념은 교수님이나 선배, 인터넷 강의(KOCW, LMS 등)를 활용한다. 또한 실제 임상과 연결하면서 학습하면 학습 동기 의욕도 상승하게 될 것이다.

그렇다면, 나는 어떤 방식으로 학습하고 있는가? 자신의 학습방식과 태도를 파악한다면 효과적인 공부방법과 전략을 구상할 수 있다. 개인에 따라 학습 스타일을 파악하고 이를 효과적으로 활용할 수 있는 방법을 찾아보자.

2 학습 스타일 유추하기

학습상황에 따라 학생들은 각자의 고유한 학습 스타일로 공부해 나간다. 어떤 학생은 사실, 데이터 연상방식으로 공부하는 것을 좋아하고 더 잘 이해한다. 반면에 다른 학생은 개념적인 설명을 통해 이해하는 것을 더 좋아하고 더 잘 이해한다. 이에 비해 어떤 학생은 그림이나 도표와 같은 시각적 자료를 선호하고 이러한 형태의 정보를 잘 이해하는 반면에, 다른 학생은 글로 쓰인 자료나 말로 하는 언어적인 형태를 선호하기도 한다. 또 다른 학생은 친구들과 함께 의견을 교환하면서 배우는 방법을 선호하는 반면에, 조용한 가운데 혼자 하는 사색을 통해 이해하는 것을 선호하는 학생도 있다.

학습 스타일은 개인에 따라서 매우 다양하지만 일반적으로 학습자유형은 네 가지로 나눌 수 있다. 자신의 학습 스타일을 이해하고 이를 효과적으로 활용할 수 있는 방법을 생각해보자. 효과적인 학습 결과를 얻기 위해서는 네 가지 강점을 고루 갖추는 것이 좋다.

가. 적극적인 학습자

적극적인 학습자는 정보를 활발하게 이용하여 새로운 것을 적극적으로 시도하며 정보를 기억하고 이해하려는 경향이 있다. 또한 열정적이고 부지런하며, 개방적인 성향이 강하다. 이들은 일상의 문제들에 대하여 브레인스토밍(brainstorming)을 즐기고 토론이나 제안을 하거나 자신의 생각을 다른 사람들에게 설명하는 것을 좋아하기 때문에 아무런 활동없이 강의 내내 필기만 하는 수업상황을 힘들어 한다.

- **강점:** 열정적이고 유연하다. 새로운 것을 시도해 보려는 적극성이나 새로운 상황이나 변화에 쉽게 흔들리지 않는다.
- **약점:** 충분한 생각과 준비 없이 행동하려는 경향이 강하다. 새로운 시도를 많이 한다 해도 그것을 세밀하게 적용하거나 장기간 수행하는 것에는 쉽게 싫증을 느낀다. 고착화된 일상적인 업무에는 집중력을 유지하기 어렵다. 다른 사람과 함께 있는 상황에서 함부로 행동하고 말하는 경향이 있다.

나. 숙고하는 학습자

숙고하는 학습자는 적극적인 학습자처럼 성급하게 행동으로 옮기기보다는 문제에 관하여 '우선 조용히 생각해보자'라고 반응하는 경향이 있다. 특히 이들은 그룹보다는 혼자 학습하는 것을 선호한다.

- **강점:** 주의 깊고 사려 깊다. 방법론적이고 철저하며 다른 사람들의 말을 잘 듣고 자료를 철저하게 수집한다. 어떤 하나의 결론에 도달하기 전에 그 문제를 여러 각도에서 조망하고 다양한 가능성을 찾아본다.

- **약점:** 자신의 마음을 정리하고 어떤 일을 결정하는데 지체하는 경향이 있다. 과도하게 조심스러워서 모험을 하지 않으려는 경향이 있기 때문에 단체활동에 직접적으로 참여하기를 꺼려한다. 자신의 의견을 내세우기에 앞서 토론하거나 남의 의견을 듣고 관찰하며, 상대적으로 소극적인 자세를 취하는 경향이 있다. 어떤 문제에 대해 심사숙고하지 않고 조급하게 행동하다 보면 문제가 생기는 경우가 발생한다. 반면에 너무 생각만 하면서 많은 시간을 보낸다면 어떤 것도 완성하지 못하는 결과를 초래하기도 한다. 그러므로 위의 두 가지 학습 스타일을 균형있게 갖추는 것이 가장 바람직하다.

다. 논리적인 학습자

논리적인 학습자는 정렬되고 합리적인 방식에 따라 차근차근 생각한다. 따라서 주제 전체를 이해하기 위하여 각각의 부분으로부터 일련의 단계를 거쳐 순차적으로 이해하는 경향을 보인다. 특히 분석하고 종합하는 것을 좋아하며, 명확한 이론이나 구조에 맞추어 생각하려고 한다. 이들은 어떤 현상의 원인을 파악하거나 사실을 일반적인 상황에 적용하고자 노력하기 때문에 해답을 찾을 때 한 걸음씩 국지적으로 경로를 따라 학습한다. 대부분의 대학수업은 연속적인 방법으로 진행되는데 교수자가 주제나 단계를 뛰어넘는다면 이들은 강의를 따라가거나 기억하는데 어려움을 느낀다.

- **강점:** 합리적이고 방법론적이며 규율에 맞추는 것을 좋아하고 객관적이다. 사물을 완전히 이해하기 위해 탐구적인 질문을 시도한다. 부분적인 정보로도 학습을 할 수 있고 분석에 강하다.

- **약점:** 사물을 보는 새로운 관점을 찾아내는데 능숙하지 못하다. 주관적인 판단이나 창의적인 생각을 꺼리는 경향이 있으며 주관적이고 직관적인 시도에 대해서 가치를 부여하려 하지 않는다.

라. 실용적인 학습자

실용적인 학습자는 실용적이고 현실적이다. 이들은 어떤 문제에 대한 해결방안을 찾고 결정하기를 좋아하며, 새로운 생각이나 이론, 기술이 실제로 효과를 발휘할 수 있는지 시험하는 일을 즐긴다. 일을 진척시키기를 좋아하며, 매력을 느끼는 아이디어를 재빨리 그리고 자신있게 실행에 옮긴다. 장황한 생각이나 끝이 나지 않을 것 같은 토론은 싫어한다.

- **강점:** 실용적이고 현실적이며 사무적이고 시간을 낭비하지 않는다. 사물을 시험해보기를 잘하며 어떤 일의 결론을 잘 도출해 낸다.
- **약점:** 이론과 기본적인 원칙들에 충분히 주의를 기울이지 않고 실용성이 명확하지 않은 일은 기피하는 경향이 있다. 여러 가지 대안을 충분히 심사숙고하지 않고 어떤 문제에 대하여 처음 떠오른 해결방법에만 집착해서 실행하려는 경향이 있다.

3 수업 단계별 노트 필기 전략

가. 수업 전

- 강의 듣기 좋은 자리를 선택한다.
- 수업 전에 교재를 START 기법으로 읽고 예습한다. START기법은 연역적 논리에 따라 목차와 소제목, 키워드를 훑어가며 전체 내용을 파악하는 읽기 방법이다. 이 방법을 활용하면 강의내용을 보다 잘 이해할 수 있고, 수업에 대한 집중도가 높아져서 노트 필기를 효과적으로 할 수 있다.
- 빠짐없이 출석한다.

나. 수업 중

수업 중에는 경청과 필기를 동시에 진행한다. 필기방법에는 여러 가지가 있는데 코넬 대학의 Walter Pauk 교수는 다음과 같은 필기방법(5R)을 제시하였다.

- Record: 강의의 중요한 내용만을 필기한다.
- Reduce: 강의에서 전체적인 것과 세부적인 것을 구분하여 요약하면서 필기한다.
- Recite: 강의내용이 생생하게 기억될 때 노트 오른편에 남겨둔 여백에 핵심 단어나 단서를 적어놓아 복습할 때 활용한다.

- Reflect: 완전히 이해하기 위해서 필기내용을 곰곰이 다시 생각해 본다.
- Review: 기억과 암기를 위해서는 반복적인 복습이 필요하다. 이때 노트 왼편의 여백에 적어놓은 핵심단어나 단서를 보고 오른편의 내용을 기억해 내는 방법은 매우 효과적이다.

- **코넬식 노트정리 방법**
  - 노트에 세로와 가로로 줄을 그어 '단서란' '요약란' '노트정리란'으로 구분하여 구성한다.
  - 수업시간에 '노트 정리란'에 강의내용을 필기한 후 시험공부를 하면서 '단서란'에 '노트정리란'에 기록해 둔 내용과 관련된 질문을 만들고 '요약란'에는 해당 쪽의 내용을 한 두 문장으로 요약한다.
  - **'단서란'의 이점:** '노트 정리란'에 기록해 둔 내용과의 관련성도 선명해지고 그 단원의 요점도 분명해진다.
  - **'요약란'의 이점:** 우선 한쪽에 가득 정리한 노트 내용을 간략하게 요약하게 해 줄뿐만 아니라 복습할 때 적어 놓았던 것의 의미를 집약적으로 파악, 기억하기 쉽게 해준다.
  - **시험대비를 위한 수업내용을 총정리 할 때:** '노트정리란'의 내용을 종이로 가린 후 '단서란'에 있는 주요 질문을 보면서 스스로 이에 대해 답을 해 보는 방식으로 시험공부를 해 나갈 수 있다. 이때 총정리로 '요약란'의 내용을 중심으로 시험범위 내용에 대한 전체적인 조감도를 효과적으로 그릴 수 있다.

<table>
<tr><th colspan="2">코넬식 노트 정리 방법</th></tr>
<tr><td>단서란

② 시험공부를 하면서 '노트정리란'에 기록해둔 내용과 관련된 질문을 이곳에 만든다.</td><td>노트정리란

① 수업시간에 이곳에 강의내용을 필기</td></tr>
<tr><td colspan="2">요약란

③ 이곳에 해당 쪽의 내용을 한 두 문장으로 요약한다.</td></tr>
</table>

다. 수업 후

수업이 있었던 당일에는 반드시 노트를 정리해 놓아야 한다. 에빙하우스 망각곡선에 의하면 1시간 후 50%를 잊어버리고 하루가 지나면 보고 들은 내용의 60%이상을 잊어버린다. 기억이 생생할 때 노트를 정리해 놓으면 언제든지 복습하는데 많은 도움이 된다.

- 필기의 내용을 재구성한다. 강의를 들으면서 필기할 때 강의내용의 전체적인 구조나 흐름을 파악하면서 기록하는데에는 한계가 있다. 또한 교수님의 강의가 학습내용의 구조나 흐름에 따라 이루어지지 않을때도 있다. 그러므로 수업후에는 교수님이 제시한 강의주제에 유의하면서 빠진 부분은 보충하고 불필요한 부분은 삭제하여 필기내용을 재구성 한다.
- 용어의 개념을 정의한다. 매 강의마다 새롭거나 중요하게 등장하는 용어는 강의내용을 이해하는데 필수적이다. 그러므로 강의내용을 생생하게 기억할 수 있을 때 그 용어의 개념을 명확히 정의하여 노트에 적어놓는다.

4 좋은 학습 환경이란

가. 방의 출입구가 시야에 들어오도록 배치한다.

책상 앞에 앉았을 때 출입문이 시야에 들어오는 위치에 자리를 잡는 것이 좋다. 출입구가 뒤에 있으면 언제 누가 들어오는지 알 수 없기 때문에 산만해지기 쉽다.

나. 직사광선이 들어오지 않게 한다.

직사광선은 집중력을 떨어뜨리고, 직접 머리에 내리쬐면 멍해지기 쉽다. 방안에 직사광선이 내리쬔다면 밖에 나가 나무 그늘 아래에서 공부하고 싶은 유혹을 받는다.

다. 조명은 밝게 한다.

어두운 환경은 눈에 부담을 주기 때문에 공부할때는 눈이 편하게 느낄 정도로 밝기가 좋다. 다만 차분하게 한 가지 일에 몰두할때는 눈에 부담을 주지 않을 정도로 조금 어두운 것이 좋다.

라. 가능한 한 TV, 휴대폰과 침대는 눈에 보이지 않게 한다.

TV가 있으면 보고 싶어진다. TV는 거실에 배치하고 침실에 책상을 놓아야 할 경우에는 공부 중에 산만해

지지 않도록 TV뿐만 아니라 개인 휴대폰이나 침대도 시야에 들어오지 않도록 배치한다.

마. 책상은 넓은 것이 좋다.

넓은 책상은 자신의 기를 전면에 펼쳐 창조적인 감성을 길러주고 학습능률을 높이는데 적합하다. 넓은 책상이 없을 경우에는 바닥에 방석을 깔고 앉아서 공부하는 것도 좋다. 바닥이 넓으면 책상과 같은 효과가 있다.

바. 학습공간은 청결하게 한다.

학습공간은 깨끗해야 한다. 먼지가 가득 쌓인 책상에서의 공부는 의욕과 학습능률을 떨어뜨린다. 특히 주위가 산만한 환경에서는 집중하기 힘든만큼 공부와 관련된 물건들은 제자리를 정해 정돈해 둔다.

5 학습 장애요소 제거하기

- **공부하기에 적당한 장소를 물색하라.**

  자신만의 공부하기에 적당한 장소를 물색한다. 아마도 도서관이 가장 좋을 듯하지만 도서관 이외에 공부하기 좋은 장소로는 학과 소 독서실이나 휴게실도 포함된다. 집에서는 대체로 자료를 정리한다.

- **유혹거리가 계속 발생하도록 놔두지 말고 미연에 방지하라**

  중요한 전화를 기다리는 것이 아니라면 휴대폰은 공부하는 동안 꺼두는 것이 좋다. 공부를 하다가 전화 혹은 문자 메시지로 인해 분위기를 망치는 경우가 많기 때문이다.

- **잠을 충분히 자고 그 다음날 최상의 컨디션으로 공부하라.**

  사람은 하루 8~9시간의 수면이 필요하다는 연구결과도 있지만 미래를 준비해야하는 대학생들이 하루의 1/3을 잠으로 사용하는 것은 너무 아깝다. 6시간 전후로 수면을 취하면서 가능하면 일찍 자고 일찍 일어나는 습관을 지니도록 노력한다.

- **학습자 주위를 산만하게 만드는 방해요소들을 제거하라**

  책상을 벽과 반대쪽으로 놓고 사진, 추억거리, 장식품들을 제거하자 그렇게 하면 학습하는 동안 주위를 산만하게 할 수 있는 친구, 가족에 대한 생각 또는 다른 잡념들에 의해 방해받지 않을 것이다.

• 학습만을 위한 책상을 사용하라

학습에 필요한 책상 공간을 확보하자. 책상에 컴퓨터나 음향기기 등이 함께 있다면 이미 학습을 위한 공간을 빼앗겨버린 셈이다. 만약 학습만을 위해 책상을 사용한다면 그 책상에 앉았을 때 자연스럽게 학습에 대한 생각을 하게 될 것이다.

• 편안한 의자에 앉아서 학습하라

가능하면 편안한 의자에 앉아서 바른 자세로 학습하자. 간혹 너무 편한 의자에 앉아서 공부하는 것은 나태한(느슨한) 학습을 유도할 수도 있다. 따라서 편안한 마음으로 공부하되, 집중할때는 어느 정도 긴장을 하면서 올바른 자세로 학습할 필요가 있다.

• 절대로 침대에 누워서 학습하지 마라

침대가 눈에 띄지 않도록 하라. 책상 앞에 앉았을 때 침대가 보이면 누워서 책을 보거나 쉬고 싶은 생각이 들게 된다. 만약 침대에 누워서 학습한다면 집중하는데 어려움을 겪을 것이고, 너무 편안한 나머지 잠들게 될 것이다.

• 학습할 때는 휴대폰이나 TV, 오디오, 라디오등은 꺼두어라

학습에 방해되는 소음들을 차단하자. 학습의 효율을 높이기 위해 잔잔한 음악이 필요하다면 부드럽고 친숙한 음악을 듣도록 하자.

• 학교에서 학습하는 것을 고려해보라

집과 학교 중에서 어느 곳이 집중이 더 잘되는지 비교한 후, 선택해서 학습하자. 만약 집에서 학습하는데 집중할 수 없다면 학교에서 수업 시작전이나 수업이 끝난 후 틈틈이 학습하는 것이 더 좋을 수도 있다. 또한 빈 강의실이나 도서관, 학습을 위한 자료실 등 조용한 곳을 선택하여 학습한다.

• 학습 중에 발생한 부가적인 문제는 주위 사람에게 도움을 청하라

학습하는데 어려운 점이 있으면 친구나 가족에게 도움을 요청하자. 과제를 끝마치거나 시험 준비를 위해 집에서 공부할 때 집안에 해결할 일이나 문제가 발생한다면 가족에게 맡기거나 도움을 청하고 학습에만 집중할 수 있도록 주위를 관리한다.

나의 공부습관을 Check 해볼까요

※ 질문을 하나씩 차례대로 읽어가면서 그것이 평소 자기 자신이 공부할 때의 요령, 습관, 생각과 맞는 것에 '○'표시합니다.

※ 시간이 제한되어있지 않지만, 될 수 있는 대로 읽자마자 답하고 한 문항이라도 답하지 않고 넘어가는 일이 없도록 차근차근 읽고 체크합니다.

[A 정신관리]

01. 미리 공부할 분량과 목표를 정해두고 공부한다. (　　)

02. 공부할 때 궁금한 점이나 의문이 생기면 자세히 파고드는 편이다. (　　)

03. 나보다 공부를 잘하는 친구를 보면 시샘보다 칭찬을 많이 하는 편이다. (　　)

04. 공부를 열심히 해야만 하는 나만의 명확한 이유가 있다. (　　)

05. 공부가 하기 싫거나 졸릴 때는 공부하지 않는 것이 현명한 방법이라 생각한다. (　　)

[B 학습관리]

01. 책을 읽으면서 중요하다고 생각되는 것에는 밑줄을 긋거나 표시를 해 둔다. (　　)

02. 계획대로 공부했는지 확인한다. (　　)

03. 교과서나 참고서 기타교재를 반복해서 읽는다. (　　)

04. 교재를 읽고 나서 읽은 내용을 머릿속으로 그려본다. (　　)

05. 쉬운 과목과 어려운 과목을 번갈아 공부하도록 계획을 세운다. (　　)

[C 시간관리]

01. 공부하기 전에 공부할 과목, 분량, 시간에 대해 미리 계획을 세운다. (　　)

02. 평소에 열심히 공부하여 시험보기 전에 벼락치기를 하지 않는 편이다. (　　)

03. 공부시간표를 만들어 그대로 잘 실천한다. (　　)

04. 공부계획에 우선순위를 반드시 정해서 무엇을 할지 고민한다. (　　)

05. 일요일이나 공휴일에도 따로 공부할 계획을 세운다. (　　)

[D 환경관리]

01. 공부방과 책상위 등은 깔끔하게 정리해둔다. (　　)

02. 휴대폰과 컴퓨터 사용은 적절한 편이다. (　　)

03. 가족과 대화를 잘하는 편이다. (　　)

04. 공부가 잘되는 나만의 공부장소가 있다. (　　)

05. 공부에 도움을 주는 사람이 3명이상은 있다. (　　)

[E 건강관리]

01. 평균 수면시간이 6시간 이상이라서 수면부족을 느끼지 않는다. (　　)

02. 식사는 거르지 않는 편이다. (　　)

03. 매일 가벼운 운동이라도 거르지 않고 하는 편이다. (　　)

04. 나만의 스트레스 예방 퇴치방법이 한 가지는 있다. (　　)

05. 공부를 하는데 건강이 가장 중요하다고 생각한다. (　　)

[F 집중력]

01. 공부하기 전 집중력을 향상시키기 위한 나만의 의식을 치른다. (　　)

02. 시끄러운 곳보다는 조용한 곳에 있을 때 편안함을 느낀다. (　　)

03. 집중하기 위해 공부할 때는 휴대폰을 꺼둔다. (　　)

04. 집중력을 방해하는 원인을 알고 있고, 그 원인을 제거하기 위해 노력하는 편이다. (　　)

05. 주변에서 나는 소리에도 신경이 흐트러지지 않는다. (　　)

[G 이해력]

01. 책을 읽다가 가끔 멈춰서 읽은 내용을 이해했는지 생각해본다. (　　)

02. 평소에 전공서적이나 관련서적이외의 책도 많이 읽는 편이다. (　　)

03. 책을 읽기 전에 목차와 학습목표, 주제를 반드시 확인한다. (　　)

04. 이해가 안 되는 부분은 표시해 두었다가 나중에 꼭 다시 살펴본다. (　　)

05. 다른 친구들에게 교과내용을 설명해주는 일이 많다. (　　)

[H 암기력]

01. 공부한 내용을 잊어버리지 않도록 주기적으로 반복한다. (　　)

02. 암기한 내용을 보지 않고 써보거나 말해봄으로써 암기여부를 스스로 확인한다. (　　)

03. 한 번에 완벽히 암기하는 방법보다는 여러 번 반복해서 암기되는 방식으로 공부한다. (　　)

04. 도표나 가지구조를 만들면서 암기한다. (　　)

05. 새로운 것을 기억할 때 이미 알고 있는 것과 관련지어서 암기한다. (　　)

[I 정리의 기술]

01. 책을 보다가 중요한 것은 노트나 교재의 빈 공간에 기록해둔다. (　　)

02. 필기한 내용을 마인드맵이나 개념도를 활용하여 정리해둔다. (　　)

03. 어려운 말은 내가 이해하기 쉬운 말로 바꾸어가며 필기한다. (　　)

04. 시험공부나 복습할때는 필기한 노트를 함께 본다. (　　)

05. 수업직후에 중요한 부분을 체크한다. (　　)

[J 시험의 기술]

01. 시험지를 받으면 문제 전체를 훑어본 다음에 풀기 시작한다. (　　)

02. 출제자의 의도와 출제성향을 분석하고 시험 준비를 한다. (　　)

03. 시험지를 제출하기 전에 답을 잘 썼는지 확인한다. (　　)

04. 시험전날은 최소 6시간 이상 숙면을 취한다. (　　)

05. 시험을 치를 때는 모르는 문제는 일단 지나가고 아는 문제부터 풀어나간다. (　　)

* 결과분석

점수계산; 각 항목의 '0'의 개수를 세어보고 체크 항목의 개수를 더하면 총 점수가 됩니다.

항목	정신관리	학습관리	시간관리	환경관리	건강관리	합계
점수						
항목	집중력	이해력	암기력	정리기술	시험 기술	/50점
점수						

팀원들과 나눠볼까요

01. 나의 공부습관을 체크한 결과분석을 토대로 나는 어떤 항목에 관리를 좀 더 기울여야하는지 확인하고 동료들과 나눠봅시다.

02. 우리 대학 간호학과에서 1학년~4학년까지 펼쳐져있는 전공과목은 어떤 과목이 편성되어 있고 1학년에서 4학년까지 어떻게 연결되어 있을까요? 학과 홈페이지 교과목 소개나 학년별 시간표를 참고하여 동료들과 나눠봅시다.

03. 학습관리전략 스케줄을 플래너에 작성해봅시다(작성예시).

20**년 * 학기 중간고사, 기말고사 시간표 및 시험범위

◈목표학점:　　　실제학점:

날짜 \ 시간	월 (17)	화 (18)	수 (19)	목 (20)
1교시				교양
2교시	의학 용어	약리학	간호학 개론	
3교시	해부학			

날짜 \ 시간	월 (17)	화 (18)	수 (19)	목 (20)
1교시				
2교시				
3교시				

과목	중간고사 시험 범위
생리학	~ 5단원까지
의학용어	~ 소화기계까지
약리학	~ 5장까지
간호학개론	-

과목	기말고사 시험 범위

20**년 * 학기 중간 고사 과목별 학습 계획

과목	3(월) ~ 9(일)		3 일	4 일	5 일	6 일	7 일	8 일	9 일
	주간 학습계획		계획	계획	계획	계획	계획	계획	계획
생리학	계획	처음~3장까지 쑥 훑어보기	p. 50~41	p. 40~31	/	p. 30~25	p. 25~18	p. 17~3	/
	평가	일주일동안 대체적으로 잘 지켰으나, 축제기간이 걸려서 엄청 놀아버림 ㅠ.ㅠ	●	◕	축제 기간!	●	◔	◕	7,8일에 못한 것 함
의학용어	계획	처음~50쪽까지. 확실히 암기!!	/		/				
	평가								
약리학	계획			/	/				
	평가								
간호학 개론	계획				/	/			
	평가								
	계획								
	평가								
	계획								
	평가								

◈ 과목별 대분류/중분류를 중심으로 학습 진도를 계획합니다.

	표시방법			평가내용
평가	●	또는 (or)	5	계획대로 100% 실행하였으며 매우 열심히 공부했다.
	◕		4	계획의 75% 실행했지만 열심히 했다.
	◑		3	계획의 50% 미만에 그칠 정도로 억지로 공부했다.
	◔		2	실행에 옮기지는 못했고 생각만 했을 뿐 공부하지 못했다.
	○		1	생각조차 못했다.

6 A학점을 향한 과제를 다듬기 위한 전략을 세워보자

과제(보고서)를 작성하고자 할때는 가장 먼저 버려야 할 것이 있다. 차일피일 미루다가 제출날짜가 다가와서 선배나 친구들의 과제를 엇비슷하게 작성하여 제출하거나 팀 활동으로 주어진 과제에서 내가 해야할 일을 하지 않고 대충 팀원들에게 넘기려고 해서는 안 된다. 대학생활에서 교수님으로 제시받은 과제는 교제의 내용을 벗어나 다양한 활동을 통해 팀워크나 사회활동을 경험할 수 있다.

먼저, 과제의 주제가 무엇인지 한 번 더 확인한다. 주어진 과제활동을 통해 내가 알아야 할 것은 무엇이고, 교수님은 내가 무엇을 알게 하려고 과제를 내 준것인지 생각해보자. 과제에서 구체적인 주제가 제시되었다면 상관없지만 포괄적인 주제가 주어졌다면 내가 그 활동에서 무엇을, 어떻게 알아내야할지 교재와 논문, 인터넷 정보, 뉴스 등을 읽거나 그 분야에 대해 잘 아는 사람들에게 물어보아 곰곰이 여러번 생각하여 구체적인 궁금증으로 주제를 정한다. 최근에는 과제해결에 생성형 AI 도움을 받아 작성하는것을 보는데 교수자 역시 학습자가 AI의 도움을 받은것인지 가름하여 검토할 수 있다. 생성형이다보니 거짓으로 억지로 만들어내는 경우가 많아 그대로 제출했을경우 감점받을 확률이 크다.

이후 과제를 다듬어가는 우선순위를 작성해보거나 하나의 주제를 통한 자신의 생각을 다듬는 보고서를 제출해야 한다면 전체적인 개요를 생각한다.

첫 번째 서론을 쓴다. 서론에서 제시될 내용은 내가 이 과제를 하면서 알고 싶었던 내용이 무엇이었는가? 이다.

이후 본론에서는 근거를 제시한다. 즉 사전에서 살펴보니, 관련 기사를 읽어보니, 관련 논문을 요약하니 ~~~ 이러 이러하다.

마지막으로 결론을 작성한다. … 내가 이 과제활동을 하면서 알게 된 것은?

우리 팀원들이 적용할 점은? ~~ 이러 이러하다. 순서로 작성한다.

처음부터 서론 본론 결론의 순서로 일목요연하게 정리할 수 없다. 친구에게 말하듯이 쭈욱 써보는 것이다. 도저히 방법을 모른다면, 다양한 책을 읽고 정리하거나 독서노트를 참고해도 좋고 논문을 베껴 써보는 훈련도 도움이 된다. 그리고 나서 주어 술어 관계를 살펴본다. 만일 부사, 강조어, 접속사가 자주 등장한다면 과감하게 지우고 삭제한다. 반드시, 그러므로, 그리고, 나는….라고 생각한다. 등의 표현이 자주 등장하면 문장이 어색하다. 과감하게 삭제하고 주제와 상관이 있는가? 라는 생각을 머리에 담고 쓰윽 읽어본다. 이후 다른 사람에게 읽어보게 하는것도 좋은 방법이다. 이후 띄어쓰기가 잘되어있는가? 오타는 없는가? 확인한다. 컴퓨터에서 작업할때 마무리 단계에서 맞춤법 검사를 해보는것도 좋다. 참고문헌은 참고및 인용한 자료를 제시한 목록이다.

도서를 포함하여 인터넷 자료를 참고했다면 반드시 그 출처가 무엇인지 기술한다. 참고문헌은 자료유형에 따라 다르지만 저자, 날짜, 제목, 자료의 정보로 구성되어 있다. 본문에 나타난 순서로 나열하지 않고 저자이름의 사전 순서로 나열한다.

참고문헌 출처표기 스타일은 APA, Chicago, MLA, Vancouver, 법률로 나뉘며 주로 사회과학 분야에서 많이 사용되는 스타일은 APA스타일로 미국심리학회(American Psychological Association: APA) 가 출판한 인용 가이드이다. 참고문헌을 작성하는 방법은 APA순서는 보통 저자(출판년도). 도서(논문)명. 출판사이다. 도서 참고 작성 예시) 김원경(2025). 미래간호사를 위한 첫걸음. 문수에듀케이션.

홈페이지를 통하여 정보를 삽입했을 경우 웹사이트 주소와 그 내용을 확인한 날짜를 기입한다. 혹 블로그, 카페, 등 출처 확인불가 자료는 과감하게 삭제한다.

MEMO

5

독서를 통한 나 경영

삼성. 현대. 우림건설. 준오헤어. 서린바이오사이언스. 현대오일뱅크. 동양생명. 삼성엔지니어링. 리바트. 에버랜드. 안철수연구소. YBM어학원. 동원엔터프라이즈, 대구은행, 노원구청, 군포시청, 순천시청, 롯데쇼핑, 국민체육진흥공단, 제니스성형외과, 힘펠, 강진군도서관, 건강보험심사평가원, 교보문고. 오리온. 태평양. 미용체인 화미주. 빌게이츠. 로버트 허친스. 피터 드러커, 빌 클린턴. 세종. 정조. 이덕무. 정약용. 반기문. 공병호, 박경철. 김재동. 황을문. 박성수. 지승룡, 박상배. 김병완. 이지성.

이들의 공통점은 무엇일까? 눈치 챘겠지만 '독서의 달인'이라 불리거나 기업의 최고관리자에서 일반사원에 이르기까지 '독서경영'으로 성공한 기업이다. 물론 위에 거론하지 못한 더 많은 기업과 사람들이 '독서경영'으로 성공하였다. 성공한 사람들의 공통적인 특성과 습관 중의 하나는 늘 책을 가까이 하였다는 점이다.

한 분야의 전문가가 되기 위해 각종 서적과 자료를 탐독하면서 독서의 필요성과 중요성에 대해 절감하게 된다.

그렇다면,

1 올바른 독서를 위해서 어떤 것들이 필요할까?

첫째, '왜 읽을 것인가?'를 생각한다. 우리가 책을 읽는 이유는 다양하다. 교양과목의 레포트를 위한 지식과 정보를 위해, 재미와 즐거움을 얻기 위해, 지성과 교양을 기르기 위해, 사고력과 표현력을 키우기 위해, 시험을 잘 치르기 위해, 좋은 성적을 얻기 위해 독서를 한다.

둘째, '무엇을 읽을 것인가?'를 생각한다. 모든 학문이 하나로 연결되듯이 모든 책도 보이지 않는 연결고리가 있다. '왜 읽을 것인가?'에 대한 분명한 해답을 갖고 있다면 '무엇을 읽을 것인가?'는 자연스럽게 해결된다.

셋째, '어떻게 읽을 것인가?'를 생각한다. 이제는 단순히 책을 읽는 일에만 그칠 것이 아니라 다양한 독서활동을 통해 효과를 높여야 한다.

"성공자 중에는 독서광을 찾는 것보다 독서광이 아닌 사람을 찾는 것이 더 어렵다."는 말이 있다. 독서의 중요성은 아무리 강조해도 지나치지 않는다. 무엇을, 어떻게 왜 읽을 것인가? 에 대한 자신만의 분명한 해답을 찾는다면 항상 책을 가까이 하는 자기 경영의 핵심습관으로 자리메김할 것이다.

2 시작하기에 좋은 책은 따로 있다.

'독서천재가 된 홍대리'의 저자 이지성에 의하면 처음부터 끝까지 흥미를 잃지 않고 볼 수 있는 부담 없고 재미있는 책 2권을 고른다. 적어도 10권까지는 흥미위주로 골라야 책 읽는 습관을 들일 수 있고 책 읽기가 몸에 배야 책을 읽고 삶을 변화시키려는 노력을 꾸준히 할 수 있다.

책 읽기가 즐거우면 지속적으로 책을 읽을 수 있는 힘을 얻을 수 있고 그만큼 삶이 변화할 수 있는 힘도 커지니 처음에는 가능한 한 피드백이 빠른 책부터 읽는 것이 좋다. 독서 근육이 생기면 좋아하는 책과 그렇지 않은 책의 비율은 '7대 3' 정도가 적당하다. 일정한 기간을 정해두고 관심 주제를 바꾸어가며 집중적으로 책을 읽는 것도 편식을 막을 수 있는 방법 중 하나다. 피터 드러커도 3년마다 주제를 바꿔가며 책을 읽어 35개 분야의 전문가가 되었다. 7은 주제와 관련된 책을 읽고 3은 그때 그때 주제와 상관없이 읽고 싶은 책을 읽는다.

3 실천 독서

꿈만 꾸는 사람은 실천하는 사람을 이기지 못한다. 행동이 없는 상상은 무의미하고 기록이 없는 상상은 있을 수 없다. 새해가 되면 많은 사람들이 올해 몇권의 책을 읽을 것인지 계획하고 서점을 방문한다. 몇 권의 책을 읽어야 할까? 즉 독서에 관한 임계점이 있다면 몇 권이 임계점이 될까? 50권? 100권? 1,000권? 아니면 3,000권? '민들레영토' 창립자 지승룡은 이혼 후 부모님집안에서만 지내다가 어느 날 아버님 서재에 있는 책을 읽기 시작했다고 한다. 3,000권 가까이 읽고 나니 독서 임계점에 도달하게 되었고 경영에 대해 구체적으로 실천 할 수 있게 된 것 같다고 고백했다. 독서경영 컨설턴트로 활동하고 있는 '본.깨.적' 저자 박상배는 책을 많이 읽는 것보다 더 중요한 것은 살아있는 책 읽기로 삶의 변화를 꾀하라고 한다. 책을 많이 읽는 것은 좋은 습관이지만 삶을 변화시키지 못한다면 그것은 죽은 독서라는 것이다. 즉 책을 많이 읽는 것보다 더 중요한 것은 실천이라는 것이다. 책을 읽고 많은 것을 깨닫고 적용할 것을 기록하는 것도 좋지만 많이 적고 머리를 가득 채우는 것만으로는 의미가 없다. 한 가지라도 확실하게 실천하는 것이 중요하다. 한 가지라도 확실하게 실천하는 것이 중요하다는 것이다. 특히, 책을 읽고 나서 남는 것이 전혀 없다고 느낀다거나, 책을 읽어도 어떻게 정리해야 될지 모른다거나 지키지도 못한 거창한 독서계획만 매번 반복해서 세우고 있다면 독서노트를 작성해 보자!

One Book, One Message, One Action!

도서명	메세지	21일 실천						
행복한 자장을 만드는 힘 청소력 (마쓰다 미쓰히로)	15분 이내로 정리가 가능한 것은 즉시 실천한다. '가족을 위한 아침 설거지는 내가 한다!'	1	2	3	4	5	6	7
		8	9	10	11	12	13	14
		15	16	17	18	19	20	21

4 본깨적 노트 작성

독서컨설턴트 박상배씨가 전하는 본. 깨. 적 책 읽기는 제대로 보는 것부터 시작한다. 제대로 보는 것은 생각보다 쉽지 않다. 책을 제대로 보려면 내가 아닌 '저자'의 관점에서 보려고 노력해야 한다. 저자의 관점에서 책을 읽지 않으면 의도하지 않았어도 책 내용을 왜곡하기 쉽다. 왜곡은 애써 책을 쓴 저자를 모독하는 것은 물론 책 읽기의 효과를 반감한다. 저자가 하는 이야기가 자신의 가치관이나 평소 알고 있던 내용과 다르더라도 평가의 잣대를 휘두르기 전에 왜 그런 이야기를 했는지 이해하려고 노력해야 한다. 그런 노력들이 사고를 확장하고 새로운 지식을 습득하는데 도움이 된다.

책을 읽고 깨닫는 것은 철저하게 '나'의 관점에서 깨달아야 한다. 깨달음에는 정답이 없다. 옳고 그른 것도 없다. 스스로 느끼고 때달은 것이면 무엇이든 삶을 변화시킬 수 있는 동력이 되곤 한다. 깨달음은 변화의 시작으로 '생각이 바뀌면 행동이 바뀌고 행동이 바뀌면 습관이 바뀌고 습관이 바뀌면 인생이 바뀐다'는 말은 지금까지 살아오면서 적잖이 들어봤을 것이다. 그런데 책을 읽을 때는 분명 깨달음이 있었는데 며칠 지나고 나니 그 깨달음의 강도가 약해져 삶의 아무 변화가 없다면 독서의 진정한 의미가 없다.

깨달은 것을 현실로 만들어 주는 것이 적용이다. '나'의 입장에서 내 삶을 변화시킬 단 하나라도 또는 나뿐 아니라 가족, 친구, 직장 동료 등 나와 함께 하는 모든 사람이 주체가 되어 변화시킬 것을 구체적으로 적용하여 실천해 보도록 한다. 거창할 필요도 없다.

독서를 하는 중간 중간 독서노트에 본. 깨. 적을 기록하는 것도 좋지만 책을 읽다가 책속에 본. 깨. 적을 하는 것도 하나의 방법이다. 의미 있게 본 것은 밑줄을 그어놓고 깨달음과 적용할 것은 책의 여백을 이용하여 메모해두고 책 모서리를 접어둔다. 이후 다시 한 번 재독을 하면서 노트에 옮겨 적는 것도 좋다.

초인 용쌤이라는 닉네임으로 소셜네트워크서비스(SNS)에 알려진 유근용 작가는 23살 때부터 독서노트를 작성하여 현재까지 50권이 넘는 독서노트를 개인 기록물로 갖고 있다. '책을 읽고 남는 것이 없구나'라는 생각에서 독서노트를 쓰기 시작했고 책을 읽을 때 느끼고 생각한 내용을 정리하여 자신의 것으로 만들어주기 때문에 책을 읽을 때 반드시 독서노트를 작성한다. 유 작가의 독서노트 작성법은 먼저, 책을 읽고 가장 마음에 든 문장을 5개 골라 노트에 적는다. 옮겨 적은 문장옆에 떠오른 생각들을 적는다. 주기적으로 독서 노트를 읽고 전에 적어두었던 글 옆에 지금의 생각을 적어보면서 과거의 자신의 생각과 현재 생각이 얼마나 달라졌는지 비교한다. 좋은 책은 모든 내용을 필사하기도 한다. 마지막으로 독서노트는 어떤 형식이 있어야 한다는 생각에서 벗어나 자유롭게 쓰고 싶은 내용을 쓰는것에 시작하라고 권한다.

5 필요한 부분만 골라 읽어도 좋다

불면증으로 힘들어 할 때 책을 보라고 권하면서 웃는 사람이 더러 있다. 모처럼 책을 읽으려고 폈는데 10페이지를 넘기지 못하고 잠든 경험이 있는 사람의 권유이다. 책 읽는 방법은 다양하다. 모든 책을 교과서처럼 처음부터 읽을 필요 없이 필요한 부분만 골라 읽어도 좋다. 워낙 어렸을 때부터 독서는 바른 자세로 앉아서 처음부터 끝까지 읽어야 한다고 교육받은 경우에는 선뜻 동의하기 어려울 수 있다. 전공교과서를 배우는 경우라면 처음부터 끝까지 차근차근 읽는 '정독'이 필요하지만 모든 책을 정독할 필요는 없다. 필요한 부분, 읽고 싶은 부분만 골라 읽어도 된다. 정독을 해보지 않은 사람은 막상 정독해야 할 책을 만나도 차분하게 처음부터 끝까지 읽기가 어렵기 때문에 책 읽기에 익숙지 않은 사람이라면 정독하는 훈련이 필요하긴 하다. 처음부터 끝까지 책을 읽는 힘을 기르지 않고 개관독서만 하면 독서가 늘지 않기 때문이다. 그러므로 유치원수준이어도 좋은 쉽고 재미있게 끝까지 읽을 수 있는 책을 10여권까지 읽어보는 것도 좋다.

필요한 부분만 골라 읽는 것도 당당한 독서법 중 하나다. 책 읽기 고수들 중에서도 골라 읽는 분들이 참 많다. 이어령교수는 책을 볼 때 전체적으로 한 번 죽 훑어보고 자신에게 필요한 부분만 읽는다고 한다. 칼럼을 쓸 때도 관련 책이나 자료를 모두 읽지 않고 주제를 풀기 위해 필요한 부분만 골라 읽는다고 한다. 많은 다독가들이 발췌독을 하는 것으로 알려져 있다.

시카고대학교에서 독서법을 강의한 모티머 애들러(Mortimer J. Adler)교수는 독서 수준에 따라 3단계 독서법을 제안했다. 1단계는 개관 독서법으로 책을 대충 보고 필요한 부분만 골라 읽는 것이다. 개관 독서법은 평소 책을 많이 읽지 않아 책을 읽는데 부담을 느끼는 초보자가 독서경영을 위한 첫 걸음일 경우에 추천할 만하다. 초보자가 아니라도 이 책이 내가 읽을 만한 가치와 필요가 있는지를 알아보거나 시간이 많지 않을 때는 개관 독서법이 제격이다. 2단계는 분석 독서법이다. 꼭꼭 씹어서 읽는 방법이라 할 수 있다. 책의 주제와 내용을 완전히 파악하고 이해해서 내 것으로 만드는 독서법이다. 책에 담긴 내용을 완전 히 이해했다고 끝이 아니라 저자가 무슨 말을 하는지 이해한 다음 내 것으로 소화해 나의 언어로 말할 수 있어야 한다. 즉, 이해한 내용을 분석하여 저자의 생각에 동의를 하던 반대를 하던 나의 생각을 더해보는 것이다. 마지막 3단계는 종합 독서법이다. 책 읽기의 최고봉이라 할 수 있는 독서법으로 여러 권의 책을 주제별로 종합적으로 읽는 것이다. 사고를 확대하고 유연하게 만들기 위해 동일한 주제의 다양한 책들의 개관 독서와 좀 더 깊은 고민과 해답이 필요할 때는 수직적으로 분석 독서를 종합하는 것이다.

6 독서경영이 왜 필요할까?

첫째, 디지털 시대일수록 독서와 글쓰기 능력이 절실하다. 그러나 현실은 정반대로 디지털 미디어에 에너지를 쏟고 있는 것이 안타까운 현실이다. 일본 도후쿠대 의학부 가와시마 류타 교수는 학생들을 책을 읽는 그룹과 영상을 보는 그룹으로 나누어 각각 Brain-MRI를 촬영하여 비교하는 실험을 했다. 그 결과 영상을 보는 학생들의 뇌는 처음에는 뇌의 특정 부분이 활성화되는 듯 했지만 5분이 지나면서 거의 움직이지 않았다. 반면 책을 읽은 학생들의 뇌는 시간이 지날수록 점점 더 활성화 되는 면적이 늘어났다. 둘째, 독서경영은 복잡한 사실관계를 명쾌하게 정리하고 확실한 대안을 제시할 수 있는 능력을 키운다. 셋째 독서는 이해나 암기를 넘어서서 문제해결의 과정으로 글쓰기와 독서토론은 지식경영 측면과 조직 활성화, 원활한 커뮤니케이션에도 기여한다. 넷째 독서경영은 개인적으로 인생의 바른 가치관을 정립할 수 있도록 돕고 풍부한 지식습득과 다양한 정서 함양에 유익하며 슬럼프를 극복할 수 있는 도구가 된다.

더구나 간호사로서 근무할 때는 다양한 연령층이 의료서비스고객이 된다. 그 고객들과 의사소통을 해야 할 때, 문제해결을 위한 기본 지식들은 독서를 통해 적잖은 고민들이 해갈이 될 것이다. 2020년 많은 사람들이 COVID19'로 인하여 사회활동을 절제하고 재택근무를 하게 되었다. '언택트(Untact)시대'에서 '온택트(Ontact)시대'를 맞이하게 된 것이다. 비대면 독서동아리 모임을 상상도 할 수 없었던 시대에서 온라인상 웹기반으로 장소에 상관없이 자신의 독서하는 모습을 카메라를 담아 타인과 서로 공유하며 '빡센독서' '몰입독서' '기획

독서' 등의 이름으로 하루종일 독서하는 모습을 온라인에서 쉽게 검색할 수 있다. 다독자로 널리 알려져 있는 생태학자 최재천교수는 "독서는 절대 취미가 아니다. 독서는 빡세게 해야 하는 것이다. 편식하지 말고 다독하라"고 강조한다. 최교수는 여행을 가면 그 도시의 유명한 책방을 방문하여 책 제목을 몇 시간동안 훑어본다고 한다. 모든 책을 읽을 수 없으니 책 제목만이라도 보다보면 세상의 흐름을 알 수 있게 되고 이후 관련 책을 구입하여 천천히 읽는다고 한다. 여러분도 지금 가까운 서점에 가서 책 제목만이라도 훑어보고 싶지 않은가? 적잖은 성공리더들이 말한다. 독서는 나를 만든 8할이었고, 지식경영의 출발점이자 세상을 바라보는 혜안이며 자연과학과 인문과학의 결합일뿐 아니라 남 보다 더 읽어 알게되는 투자철학이었다고.

지금까지 독서를 멀리했던 학생이라도 늦지 않았다. 지금부터 시작해보자!

7 독서습관을 만들려면?

- 가방속에 책을 휴대하는 습관을 갖는다.
- 수입의 3~10% 자기계발 비용으로 책을 구입한다.
- 독서 동아리에 가입한다.
- 등하교 길 버스를 독서실로 만든다.
- 책을 읽을 때 도서관에서 빌린 책이 아니라면 줄치고 메모하며 상상하면서 경우에 따라 소리 내어 읽는다.
- 독서 연간 목표를 설정하여 월간/주간 독서계획을 설정한다.
- 독서 이력노트, 본.깨.적 노트를 작성해본다.

8 책을 잘 읽기 위한 3가지 질문은?

첫째, 이 책과 나의 연관성은?

둘째, 책의 예상 핵심 키워드는?

셋째, 이 책에서 내가 얻고자 하는 것은?

이제, 책을 읽고 동료들과 책 나눔을 다양하게 적용해보자

[기억에 남는 구절 모으기]

마음 속에 남아있는 구절을 책에서 베껴 적어보자

[책 홍보하기]

내가 도서마케팅 담당자라면...책을 알리고 싶은 내용을 정리하여 보자

[독서 퀴즈대회]

책의 내용을 바탕으로 문제 5개 이상 만들고 답을 정리해보자

독서 기록

번호	날짜	책 제목	저자/출판사	책을 읽고 나에게 한마디... One message! 느낀 점, 깨달은 점...
	~			
	~			
	~			
	~			
	~			
	~			
	~			
	~			
	~			
	~			
	~			
	~			
	~			
	~			
	~			
	~			
	~			
	~			
	~			
	~			

본·깨·적 노트

Page 본 것 ★ 깨달은 것 ✔ 적용

책제목	저자	출판사
키워드		
본 것		
깨달은 것		
적용		

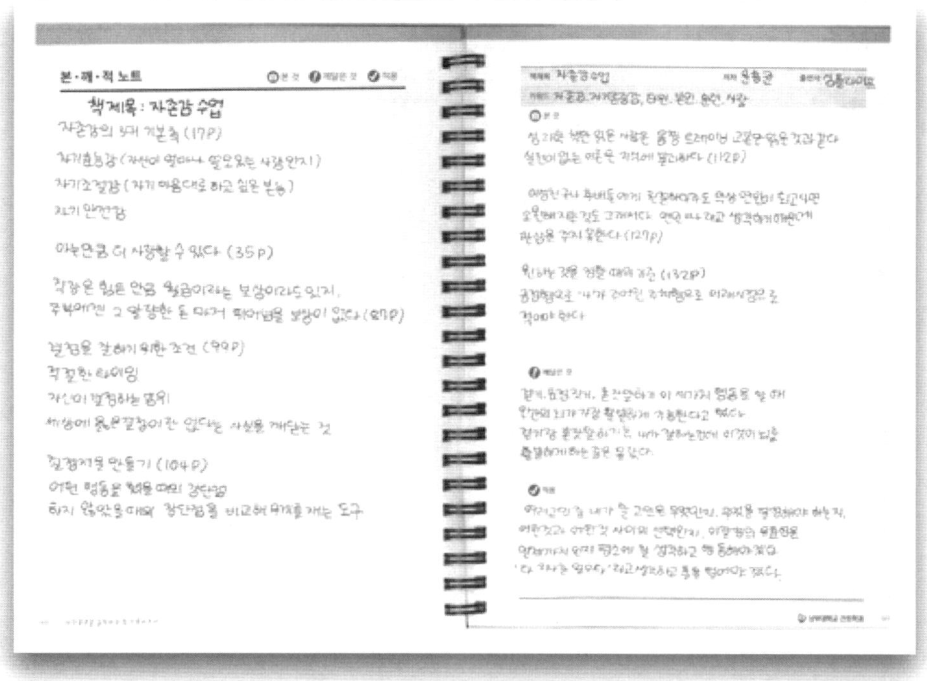
본·깨·적 노트
책제목 : 자존감 수업

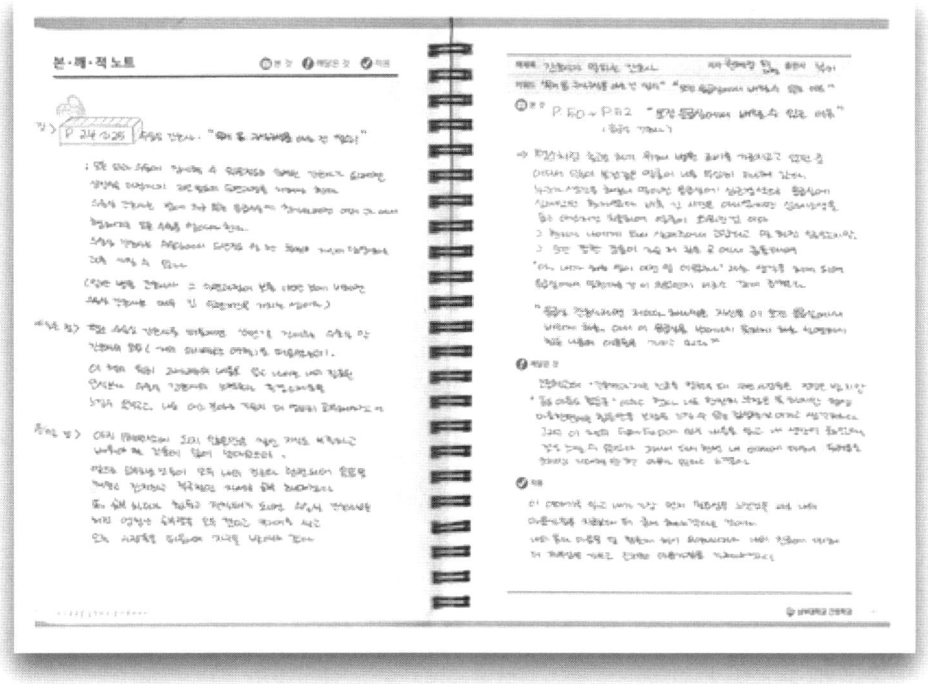
본·깨·적 노트

MEMO

6

스트레스 관리

No Brain, No Headache

'스트레스'란 적응의 과정에서 불가피하게 경험하는 심리적 현상이라고 할 수 있으며 모든 사람이 똑같이 스트레스를 느끼는 것은 아니다. 스트레스란 어떤 일에 대해 그 상황을 받아들이는 개인의 생각과 체감 정도에 따라 많은 차이가 있을 수 있다.

스트레스는 자신에게 나타나는 반응을 인식하고 원인적 요인을 파악한 다음 무엇을 변화시킬지 목표를 정하고 실천하는 과정을 거치게 된다. 스트레스라는 용어는 주로 어려움, 곤경, 고통을 나타내는 것으로 오래전부터 사용되어져 왔다. 스트레스는 근원이 되는 스트레스원으로 자극에 대한 생물학적 반응으로 혹은 개인 자원의 한계를 초과하여 안녕을 위협하는 환경과의 상호작용으로 혼용되고 있다. 사람이라면 누구나 살아가는 동안 스트레스를 받지 않을 수 없다. 그러나 스트레스는 누구에게는 발전의 원동력이 되고 누군가에게는 스트레스 반응으로 나타나지만 내적요인과 사람에 따라 그 반응이 달라진다는 점에서 스트레스 관리를 생각해보게 된다.

같은 사건, 상황일지라도 사람마다 다르게 느끼고 어떤 사람은 아무렇지도 않게 넘어가지만 어떤 사람은 예민하게 반응하여 스트레스로 받아들이게 된다. 이처럼 스트레스 사건의 의미나 강도, 중요성은 개인이 그 사건을 어떻게 인식하고, 해석하는지, 개인이 그 사건에 부여하는 중요도에 따라 다르다고 스트레스 학자들은 말한다. 발생한 일에 대해 개인 특유의 해석, 즉 인지적 평가를 하는데 이것은 그가 가진 감수성이나 취약성에 따라 다르다. 위협적인 상황에서도 조절 능력이 있으면 그 상황을 도전할만하다고 평가할 수 있고 그렇지 않으면 그 상황에 스트레스를 더 느끼게 된다.

스트레스는 스스로 조절할 수 있으면 성공적이다. 스트레스를 이완하는 방법은 다양한데 누구에게나 똑같은 효과를 나타내지 않으므로 자신에게 맞는 것을 선택하는 것이 중요하다. 주로 앉아서 머리를 싸매고 집중하다 받은 스트레스라면 운동이 좋고, 단조롭고 반복적인 일로 지쳤다면 지적인 취미활동도 괜찮으며 대인관계로 힘든 경우는 혼자 하는 활동도 효과적일 것이다.

그렇다면 먼저, 나는 지금 어느 정도의 스트레스를 받고 있는지 점검해보자.

(전혀 그렇지 않다 0점, 약간 그렇다1점, 대체로 그렇다 2점, 매우 그렇다 3점)

문항	0	1	2	3
1. 쉽게 짜증이 나고 기분의 변동이 심하다.				
2. 피부가 거칠고 각종 피부질환이 심해졌다.				
3. 온몸의 근육이 긴장되고 여기저기 쑤신다.				
4. 잠을 잘 못자거나 깊은 잠을 못자고 자주 깬다.				
5. 매사에 자신감이 없고 자기비하를 많이 한다.				
6. 별다른 이유없이 불안 초조하다.				
7. 쉽게 피로감을 느낀다.				
8. 매사에 집중이 잘 안되고 일의 능률이 떨어진다.				
9. 식욕이 없어 잘 안 먹거나 갑자기 폭식을 한다.				
10. 기억력이 나빠져 잘 잊어버린다.				
총점				
0~5점 이하: 거의 스트레스를 받고 있지 않음 6~10점: 약간 스트레스를 받고 있음 11~15점: 비교적 스트레스가 심한 편이므로 스트레스를 줄이기 위한 대책이 필요함 16~20점: 심한 스트레스를 받고 있으므로 신체상태에 대한 정기적인 검진과 더불어 스트레스를 줄이기 위한 적극적인 대책이 필요함 21점 이상: 매우 심한 스트레스를 받고 있으므로 당장 전문의를 찾아야 함				

※출처: 양창삼(2005). 인간관계의 이해. 창지사, p. 60.

1 내 삶의 쓰레기, 나를 잘라내는 분재 가위

나의 생각이나 행동 그리고 인품속으로 없어져야 할 잡동사니, 삶의 쓰레기들이 매일매일 조용히 점령해 들어와 나의 소중한 꿈과 비전을 희미하게 만들고 나의 자존심과 자신감을 한순간에 무너뜨려서 나를 패배의 나락으로 떨어지게 하는 내 삶의 쓰레기.

조금 해보다가 잘 안 된다 싶으면 쉽게 포기하고 또 다른 일을 시작하는 내 자신, 노력을 해보려고 하기 보다는 미리 스스로의 성장가능성을 제한해놓고 그 안에서만 살아가려는 나. 그것은 성장이 멈춰버린 분재된 나무의 모습이다.

내 삶의 쓰레기와 나를 잘라내는 분재 가위를 적어보자.

무작정 떠오르는 대로 적지 말고 올해 나의 목표를 성취하는데 정말로 방해가 된다고 생각되는 대표적인 사항 3~5가지를 적어보자.

내 삶의 쓰레기
• 남의 일에 공연히 참견하는 습관 • 웹툰, 게임에 매달려 밤을 새우는 버릇 • • •

다 적었다면 이제 생각을 180도 전환시킬 차례다.

위의 내용 중에서도 가장 위험하고 번번이 나의 길을 가로막는, 나의 확고한 의지에 치명적인 타격을 입히는 것은

____

____

____ 이다.

나는 이 쓰레기를 치워버리기 위해 지금 이 순간부터 냉정한 눈으로 그것을 바라볼 것이다. 지금부터 내가 만나는 사람이 누가 될지는 모르지만 만나는 순서대로 3명에게 무조건 나는 그 습관을 버렸다고 말할 것이며 나를 가장 잘 아는 세 사람 __________, __________, __________ 에게도 그 습관을 버렸다고 아주 단호하고 진지하게 말할 것이다.

또한 나의 성장을 막는 분재가위를 나의 성장을 돕는 행운의 가위로 만들 것이다. 아래와 같이 분재가위에다 새로운 말을 덧붙여서 행운의 가위로 바꾸는 것이다.

나를 잘라내는 분재가위	나의 성장을 돕는 행운의 가위로 바꾸기
• 나는 너무 뚱뚱해 • 나는 사람들을 잘 사귀지 못해 • • •	• 나는 뚱뚱해 그러나 귀여워 보여 • 나는 사람들을 잘 사귀지 못하지만 한 번 인연을 맺으면 깊고 오래 사귀고 있어 • • •

2 대학생들의 스트레스 원인

대학생들이 일반적으로 받고 있는 스트레스의 종류로 불투명한 진로 및 취업, 학과 공부와 과제물, 아르바이트 등으로 인한 과중한 일, 학과성적 및 학점, 외모, 인간관계, 부모와의 가치관 차이, 행동에 대한 책임감, 주위의 기대, 어휘실력, 능력 등에 있어서의 자신감, 열등감, 건강 등이다. 이를 분석해보면,

- **시간의 압박:** 강의시간 출석이나 과제물 제출 등의 시간 압박 혹은 할 일은 많은데 시간이 부족한 경우이다.
- **대학 이미지에 대한 불만족:** 대학생이 되었으나 자신이 가졌던 기대감과 현재의 대학생활을 비교하면서 만족 또는 불만족을 느끼게 된다. 대학생활에 대한 큰 기대는 있었지만 불만족으로 인해서 흥미를 잃고 무성의하고 무책임하게 대학생활을 할 수 있다.
- **경제적인 문제:** 등록금이나 용돈 등 대학에 다니는데 드는 경제적인 어려움에서 올 수 있다.
- **정서적 지원의 부족:** 대학생활에서 어려움을 겪더라도 자신을 이해하고 함께해주는 친구나 선후배 또는 교수들이 있으면 그렇지 않은 경우보다 스트레스는 훨씬 줄어들게 된다.
- **학업에서 생기는 문제:** 자신이 해야 할 과제에 대한 어려움을 겪고 있거나 학업의 내용을 이해하지 못하거나 자신의 전공에서 만족하지 못하는 등 학업진도를 잘 따라가지 못하는데서 생길 수 있다. 특히 간호학과는 타 학과와 달리 1학년부터 전공 관련 과목이수가 있고 대학생활 중 병원이나 보건소 등 임상실습을 겸하고 있어 대학생활 적응에 어려움을 겪는다.
- **역할 모호성의 문제:** 대학생이 되었지만 자신의 역할이나 주어지는 일 혹은 해야 할 일이 명확하지 않을 때 대부분의 학생들은 스트레스를 받게 된다. 갑자기 생긴 자유와 시간을 어떻게 보내야 할지 방향과 계획이 없는 경우 스트레스를 받는다.

여러분은 어떤 원인으로 스트레스를 받고 있는가? 스트레스 원인에 대해 친구들과 나눌 수 있는가?

3 스트레스의 해소방안

가. 학업 스트레스 관리

• **집중 할 수 있는 학습 환경을 만들자.**

환경은 일의 능률에 큰 영향을 미친다. 집중할 수 있는 환경은 일을 시작할 때 심리적인 안정감을 준다. 자신이 가장 잘 집중할 수 있는 학습 환경을 스스로 잘 아는 것이 중요하다.

• **집중하기 어려울 때는 좋아하는 일부터 하자.**

아무래도 의욕이 생기지 않을 때는 과감하게 좋아하는 일을 먼저 시작하도록 한다. 그 편이 훨씬 효율적으로 마음의 안정을 찾을 수 있는 방법이다.

• **자신을 위한 '당근'을 설정해 두자**

자신이 목표한 일을 성취했을 경우 자신에게 줄 인센티브를 설정하는 것이 필요하다. 예를 들어 '이번 학기에 전액 장학금을 타게 되면 해외 배낭여행을 해야지'라는 식으로 자신에게 포상을 내리는 것이다. 이 때의 당근은 거창한 무엇이 아니라 작은 당근이어도 충분하다. 맛있는 커피를 마신다거나 주말에 보고 싶었던 영화를 보기로 하는 등의 일상적인 당근이 적합하다.

• **'바로 지금'에 집중하자.**

탈무드에는 '지금 아니면 언제?'하는 질문이 나온다. 바로 지금 이 순간의 삶에 집중하지 않으면 대체 언제 그럴 기회가 또 오겠는가? 학습에 집중하지 못하는 경우는 대개 지금 하고 있는 일을 하면서도 다른 일에 대한 생각과 걱정을 할 때다. 현재 하고 있는 과제에 몰입하는 것이 바람직하다.

• **운동을 하자**

운동을 하면 괴로운 마음에서 벗어나 고통이 줄어들고 기분이 좋아진다는 연구결과가 많다. 운동을 하는 순간에는 괴로운 마음이 모두 사라지고 오직 운동을 하는데 집중하게 된다. 운동이 끝난 후에는 몸과 마음에 이완작용이 생겨서 새로운 집중력이 생길 수 있다.

나. 자아 스트레스 관리

• **스트레스와 원인을 감지한다.**

기분이 나쁠 때, 불안할 때 갈등으로 괴로워할 때 얼마나 많은 에너지를 쓰는지 한번 살펴보자. 그리고 그렇게 느끼는 진짜 원인이 무엇인지 생각해보자. 그 원인이 사소한 일이라면 그렇게 에너지를 낭비할 필요가 없다. 자기 자신에게 이렇게 물어보자. 과연 이만한 가치가 있을까? 우리 모두가 사소한 일에 집착하면서 낭비하는 에너지를 긍정적인 방향으로 돌릴 수만 있다면 대학생활도 변화하게 될 것이다.

- **집중이 안 될수록 과감하게 마음을 편안하게 한다.**

스트레스를 줄이기 위해서는 마음을 편하게 하는 것이 중요하다. 지나치게 예민해지는 경우 스트레스가 발생한다. 예를 들어 집중이 안 되고 할 일이 점점 많아진다고 그것을 만회하기 위해 휴식도 없이 매달리는 경우가 많은데 결국 시간 낭비와 심신의 피로만 초래할 뿐이다.

- **마인드 컨트롤 방법을 터득한다.**

스트레스가 주는 부정적인 측면을 줄일 수 있는 방법으로 마인드 컨트롤이 있다. 예를 들어 차가 꽉 막혀 저녁식사 약속에 늦을 것 같다는 생각에 30분을 초조하게 보내기보다는 좋아하는 음악과 맛있는 음식을 즐기는 시간을 생각하며 30분을 보내는 것이다.

- **웃음은 스트레스를 해소하는 감초 역할을 한다.**

우리는 웃음이 스트레스를 완화시켜 준다는 사실을 알고 있으면서도 잘 웃지 않는다. 일부러 웃기만 해도 에어로빅을 하는 것처럼 심장박동수와 혈압이 올라가는 효과가 있으며 긴장이 풀린다. 이는 명상의 효과와도 같다.

다. 상담을 통한 스트레스 관리

- **전문 상담센터**

대학에는 학생상담센터, 학생생활연구소와 같은 전문상담기관이 있고 여기에는 상담을 전담하는 전문 직원들이 있다. 그들은 학생들에게 현실적인 도움을 주려고 노력하고 있다. 예를 들면 대학생들의 인성 검사등을 하거나, 대학생활 중 느끼는 여러 가지 문제에 대해 개별 또는 집단 상담을 한다.

라. 감사 일기를 통한 스트레스 관리

마음의 중심을 찾아내고 스트레스를 이해할 수 있는 방법 가운데 하나로 '감사의 일기(a thinking journal)를 쓰는 방법이 있다. 감사보다는 항상 부족하다는 의식, 더욱이 자칫 인생의 낙오자가 될 수 있다는 불안감이나 이미 나는 뒤쳐져 있다는 열등감과 패배감으로 자신의 하루하루를 더 나쁜 상황으로 만들 수 있다. 감사일기는 하루를 마감하면서가 아니라 시작하면서 쓰는 일기이다. 자신의 마음속에 긍정적이고 낙관적인 미래를 채울 수 있는 일을 생각하면서 하루를 시작해보자.

일본의 사업가 마쓰시타 고노스케(1894~1989)는 현재의 파나소닉을 세웠으며 일본에서 자수성가하여 경영의 신(神)으로 불리운다. 그의 '세가지 축복' 이야기는 참으로 감동적이다. 어느날 마쓰시타 회장이 회사를 둘러보고 있을 때 젊은 사원이 회장 앞으로 나와 자신을 신입사원이라고 소개하면서 면담을 요청했다.

"회장님은 어떻게 해서 이렇게 훌륭하게 성공하실 수 있었습니까?"

"응, 나는 하나님의 특별한 축복을 받은 사람이야 그 축복 덕분에 성공할 수 있었지"

"그 축복은 어떤 것입니까?"

"내가 받은 축복은 세 가지인데 첫째는 나를 가난하게 한것, 둘째는 나를 약골이 되게 한것, 셋째는 못 배우게 한것, 이 세가지가 하나님이 나에게 주신 축복이지!"

"아니, 회장님 그것이 어떻게 축복입니까? 저주이지요"

"아니야 분명히 축복이야, 어려서부터 가난해서 돈의 소중함을 일찍 깨닫고 돈을 벌어야겠다고 다짐을 했고 열심히 돈을 벌었을뿐 아니라 효과적으로 사용하는 방법을 터득했지. 둘째 체질적으로 몸이 약했기 때문에 건강의 소중함을 깨닫고 몸을 항상 소중하게 관리했지. 그래서 90이 넘은 나이에도 일하고 있지 않나? 셋째 나는 못 배웠기 때문에 교만하지 않고 다른 사람의 말을 잘 듣고 배울점을 찾으면서 지혜를 터득할 수 있었네. 아마 내가 많이배웠다면 분명 교만하여 독불장군이 되었을걸세. 이 세가지의 축복이 지금의 나를 있게 해준것일세 자네도 자네의 축복을 헤아려보게 그러면 나처럼 분명히 성공할테니."

감사는 습관적인 태도이다. 늘 모든 것에 '감사합니다.' '감사합니다.' '감사합니다.'를 표현하다보면 긍정적인 습관으로 나의 태도가 될 수 있다. 흔히 무엇인가 달성되었거나 원하는 것을 얻고 난 이후에 '감사'를 생각하지만 지금 현재 나에게 있는것을 누리는것에서 감사와 행복은 시작된다. 오늘 부터 감사목록을 적어보며 삶을 감사로 물들여보자

마. 자기주장 훈련

자기주장 훈련은 자기 권리와 느낌을 표현함으로써 스트레스를 감소시키는 방법이다. 수동적인 사람은 자기 자신의 느낌이나 의견을 가질 수 있다는 권리를 믿지 않으며 사람은 평등하고 서로 동등하게 대해야 한다는 것도 인정하지 않는다. 그렇기 때문에 다른 사람이 무례하게 굴거나 공격을 해도 저항하지 못한다. 그러므로 자기주장 훈련을 통해 사람은 누구보다 자기 자신을 우선으로 생각할 권리가 있고, 실수도 할 수 있으며 스스로의 감정을 받아들일 수도 있고 공정하지 못한 비판에 저항하여 '싫다'고 말할 권리도 있음을 알게 된다.

스트레스 관리가 제대로 되지 않으면 자존감저하가 일어난다. 자존감 수업의 저자 윤홍균은 자존감의 3대 기본 축으로 첫 번째 자기효능감, 내가 얼마나 쓸모있는지, 두 번째 '자기조절감' 내 마음대로 하는 싫은 본능. 세 번째 '자기안전감' 안전하고 편안함을 느끼는 능력을 제시한다. 자존감의 바탕이 되는 자기안전감 향상을 위해 '괜찮아 감정일기'를 써볼 것을 권한다. 오늘 한 일을 떠올리며 자신을 토닥거릴 시간을 갖는 것이다. 첫 줄에는 오늘 겪은 일을 적는다. 두 번째 줄에는 그 일을 떠올리면 어떤 감정이 들었는지 적는다. 세 번째 줄에는 '괜찮아'라고 쓰고 감탄사로 끝나는 감정일기를 쓴다.

예를 들면

지노랑 혜연이랑 셋이서 저녁을 먹었다. 나를 두고 자기들끼리만 이야기하면서 내가 소외되는 기분이었다. 두사람이 썸타는데 내가 커피시럽같은... 괜찮아~ 그럴 수 있어, 그렇지만 내 마음이 서운하네~

세상에 옳은 결정이란 없다는 사실을 깨닫자. 대충 결정했는데 엄청난 행운이 되어 오기도 하고 최선의 결정이었는데 후회하기도 한다.

또한 윤홍균 저자는 뇌를 행복하게 하는 세가지 행동을 권한다. 걸어라! 자신을 존중하는 사람처럼. 표정을 지어라! 나를 최고로 사랑하듯이. 혼잣말을 하라! '괜찮아, 누구나 이런 일은 겪어' '나니까 이렇게 견디지, 다른 사람이었으면 정말 큰 사고로 이어졌을거야' 걷기, 표정짓기, 혼잣말하기 세가지 행동은 뇌가 행복해진다고 한다. 기억하여 오늘부터 실행해보자.

감사노트, 성공노트, 실패노트, 처음노트도 기록해보자.

팀원들과 나눠볼까요

학업으로 인한 스트레스 관리방법은 친구들과 나눠보자

01. 내가 집중 할 수 있는 학습 환경은 어디이며 어떠한가?

02. 집중되지 않을 때 사용하는 나만의 비법이 있다면?

03. 내가 목표한 학습결과에 도달했을 때 나를 위한 '당근'은 무엇인가?

04. '바로 지금'에 집중하기 위한 나만의 시작의식이 있다면?

05. 꾸준히 하고 있는 운동은 무엇인가? 없다면 시작해 볼 수 있는 운동은 무엇인가?

감사노트

날짜	감사내용
20**.3.15.	( )해서 감사하다. 해부학! 계획했던 분량만큼 복습이 이루어졌다.

성공노트

날짜	성공 사실	성공이 일어나게 된 배경, 나에게 미친 영향 등
예시) 20**.3.24	두드림플래너 지금까지 매일 기록	기록에 취약한 나였다. 예쁘게하려는 생각보다 아침5분 점심5분 잠자기전 5분을 생활화하였다. 자신감이 생겼다.

실패 노트

날짜	실패 사실	실패사실이 일어나게 된 배경, 나에게 미친 영향 등	실패에서 배운 점
예시) 20**.4.12	레포트 정리를 남친에게 맡겼는데 남친과 싸움	레포트는 내가 해야하는것이지 남이 하는것이 아닌데 무책임했음 과제평가에 반영..팀 과제였는데... (창피~ 죽을 맛 -_-)	나의 일은 내 스스로 행하자

처음! 노트

날짜	난생 처음으로 시작한 일, 계획
20**. 03. 10.	관심있는 남(여)학생에게 처음으로 말을 걸어 보았다.
20**. 03. 21	목포 앞바다를 처음으로 가 보았다.

MEMO

7

봉사활동

"교수님! 병원에 취직할 때 한 곳에서 오랫동안 봉사활동 하는 것이 유리한가요? 아니면, 다양한 곳에서 봉사활동 하는 것이 유리한가요?"

"교수님! 봉사활동을 몇 시간 이상해야 병원 취직할 때 유리한가요?"

"교수님~ 선배에게 들으니 OO대학교병원에서는 지원 시 VMS기준 대학생활 중 봉사활동 시간이 80시간 이상 했던 사람들만 지원 할 수 있대요. 다른 대학병원들도 구체적인 봉사시간을 요구할까요?"

신입생들로부터 가끔 받게 되는 질문이다. 간호사가 되기 위해 대학생활에서 반드시 한번쯤 참여해 보아야 할 활동이 자원봉사이지만 취업을 염두에 두고 의무적으로 몇 시간, 어떤 곳에서 ~해야만 한다는 식의 봉사활동이 어떤 의미가 있을까 되짚어보게 된다.

우리 사회에는 다양한 도움의 손길을 필요로 하는 사람들이 많다. 봉사 활동은 도움을 받는 사람에게 행복감을 주고 힘을 얻을 수 있는 근원이 되기도 한다. 도움을 준 봉사자 자신에게도 적잖은 보람과 행복감을 느끼게 한다. 나의 작은 수고가 다른 사람에게 기쁨을 주었을 때 나 자신만을 위한 이기적인 삶이 아니라 도움을 필요로 하는 다른 사람을 돕는 나눔과 봉사가 얼마나 소중하고 나 자신을 행복하게 만드는지를 깨닫게 되는 귀중한 기회가 될 수 있다. 아울러 봉사활동은 우리 사회의 다양한 모습을 직접 목격하고 체험할 수 있는 좋은 배움의 기회가 된다. 또한 봉사활동은 자신을 보다 객관적으로 바라볼 수 있고 타인과 함께 하는 마음을 가질 수 있다. 봉사활동은 사회적 협력과 이타적인 헌신의 인성을 함양하는 전인교육의 장이 되곤 한다.

간호대학생이 참여할 수 있는 봉사활동은 매우 다양하다. 요양센터에서 노인이나 장애인을 돕는 일, 청소년센터에서 아동이나 청소년의 과외지도를 하는 일, 소록도병원 한센인들의 일상생활을 돕는 일, 다문화 가정의 아동들을 돕는 일, 헌혈을 하는 일, 공원이나 공공시설, 대학 캠퍼스를 청소하는 일등과 같이 매우 다양하다. 대부분 RCY, 로타랙트 등 봉사동아리를 통하여 활동하고 있다. 방학을 이용하여 일시적으로 농·산촌의 자원봉사활동을 하는 프로그램도 있고 대학생을 대상으로 해외 빈민국에서 의료봉사를 하는 프로그램도 있다. 이처럼 다양한 기회를 활용하여 참여하는 것은 대학생활의 소중한 경험이 될 뿐 아니라 생활환경도 각각 다른 환자들에게 먼저 다가가야 하는 간호사의 대인관계에서도 유익한 도움이 될 기초토양이 될 수 있다.

특히 대학생활에서 슬럼프를 경험하거나 사는 것이 재미없고 시들할 때 자원봉사활동은 새로운 자극제가 될 수 있다. 다른 사람을 돕는 이타적 행동은 기분을 긍정적으로 변화시키는 기능을 가지고 있기 때문이다. 대학생 P양은 부모님의 적극적인 권유로 진학했던 간호학과에서 학과적응을 하지 못하고 힘들어 하다가 2학년을 마치고 휴학한 후 대학생봉사 단체를 통해 러시아로 1년 동안 봉사 활동을 다녀왔다. 자기주장이 약했던 P양은 국내에서 함께 갔던 타 대학 학생들과 어울리는 것도 처음에는 힘들었지만 점차 적응되어가면서 1년을 모두 마칠 수 있었다고 한다. 복학 후 학과적응을 하지 못하여 힘들어하던 모습은 사라지고 전공과목 위주의 교과목과 전공실습만 남아있던 3~4학년 대학생활을 알차게 보내게 되었다. 결국 P양은 남들과 더불어 살아감에 있어 간호사만큼 구체적인 나눔을 할 수 있는 직업군이 드물다며 응급실 근무를 희망했었는데 최종적으로 천안에 있는 OO대학교병원 최종합격통보를 받고 즐거워하는 것을 볼 수 있었다. 물론 최종 면접 시 1년동안 봉사활동 경험이 큰 도움이 되었다고 한다.

한 연구에 따르면 자원봉사활동을 통해서 봉사자의 76%가 자신에 대해서 더 긍정적인 느낌을 갖게 되었고, 65%는 삶의 만족도가 향상되었으며, 32%는 정신 건강이 향상되었다고 보고했다. 이처럼 자원봉사활동은 봉사자의 삶에 긍정적인 영향을 미친다. 다른 사람을 돕는 일에 참여하는 것은 봉사자의 정서 발달을 촉진할 뿐만 아니라 성취감, 사회적 책임의식, 자기통제력, 사교적 기술, 리더십, 지역사회의 참여의식 향상, 재능기부를 통한 이타주의 실현, 사회적 활동을 통한 자신감 향상, 사회의식 함양, 새로운 인간관계의 확대, 자아인식과 자아실현의 기회를 제공하고 있다.

간호대학생을 대상으로 한 신미아(2013)의 봉사활동, 자아존중감및 직업존중감이 전공만족도에 미치는 영향을 조사한 연구에서도 봉사활동 특성에 따른 자아존중감은 봉사활동에서 만족하는 경우 높았고, 직업존중감에 있어서는 봉사활동 경험과 봉사활동 횟수가 1회보다 4회이상 될수록 높은 것을 알 수 있었다. 전공만족도는 봉사활동 경험과 봉사활동 횟수가 많을 수록, 봉사활동 만족이 좋을수록 전공만족도는 높게 나타났다.

우리는 왜 어려운 사람을 도와야 하는가? 이 질문을 두고 철학적으로 크게 두가지 입장이 있다. 먼저 순수한 이타주의가 있다. 나에게 아무런 도움이 되지 않아도 불이익을 당한다 해도 남을 도와야 한다는 입장이다. 다른 하나는 남을 도우면 결국 나에게도 도움이 돌아오기 때문에 내 자신을 생각해서라도 남을 돕는다는 입장이다.

도움을 주는 사람이 더 행복할까, 도움을 받는 사람이 더 행복할까. 도움을 받는 사람이 더 행복할 것 만 같지만 실상은 주는 사람이 더 행복하다. 자원봉사자들 가운데는 '중독'에 가까우리만큼 자기희생적인 사람들이 있다. 봉사하는 시간이 많아질수록 행복이 커지는데, 1년에 100시간대에 이르면 최고조에 오른다고 한다.

토마스 홉스는 이타적인 행위안에는 어려운 사람을 향한 동정심외에 자비로운 행동을 했다는 사회적인 인정이나 개인적인 만족 같은 자기중심적인 동기가 내재해 있다고 보았다. 이 관점으로 보면, 남을 돕는 사람들은 '나는 자비를 베풀 만큼 힘 있는 사람'이라며 희열을 느끼거나 '자신이 저 사람들보다는 행복하다'는 사실을 확인하며 안도하는데, 이것이 순수한 선의를 앞서는 진짜 동기가 된다.

돕는 행위는 그 시기나 방식까지 적절하게 고려해야 선의가 제대로 전달된다. 누군가를 도울 땐 먼저 상대방이 도움을 요청해야 하고 그가 원하는 시기와 방식에 맞추어야 한다. 이보다 앞서나가면 오히려 선의의 피해자가 될 수도 있다. 혹시 우리는 상대가 원치 않는데 내 기분과 의리를 앞세워 도움을 자청하고 있진 않은가.

사람에게는 분명히 타인에게 인정받고 싶은 욕구가 있다. 헤겔은 인류의 역사는 인정투쟁의 역사라고 말했다. 인정투쟁은 주체로 인정받으려는 욕구를 충족하기 위해서 상호인정을 요구하는 것이다. 어려운 사람을 도와주는 데에도 인정욕구가 작동하는 이유는 누구든 선한행위로 다른 사람들에게 존경을 받고자 하는 욕망을 갖고 있기 때문이다. 그런데 욕망을 드러내면 오히려 인정을 덜 받게되고 욕망을 감출수록 더 많은 인정을 받는다. 사람들은 거액의 기부자를 존경하지만 익명의 기부자를 더욱 존경한다.

우리는 왜 어려운 사람을 도와줘야 하는가? 철학과 김형철교수는 말한다. 질문속에 답이 있다. 어려운 사람이기 때문에 도와야 한다. 같은 인간으로서 어려움에 처한 사람을 외면하고 부정할 수 없기에 도와야 한다고.

코로나에 대처하다

마음의 곳간에 가득 쌓인 어르신들이 주신 복덕분에 봉사활동은 순탄했습니다. 그러나 코로나19로 봉사를 하고 싶어도 할 수 없게 되었을 때 그 실망감은 말로 표현할 수 없었습니다. 난생 처음 겪어보는 팬데믹으로 모든 것이 멈춰버렸고 우리는 당황했습니다. 그러나 고민도 잠시, 방법을 찾아냈고 마스크로 단단히 무장하고 짜장면 대시 삼계탕을 끓여서 어르신들의 집을 일일히 찾아갔습니다. 집에만 계시는 어르신들이 반갑게 맞이해주셨고, 우리는 안부를 살피고 희망을 잃지 말 것을 당부했습니다. 그렇게 우리는 코로나로 생계에 더욱 어려움을 겪고 있을 취약계층을 찾아 '찾아가는 짜장면' 대신 '찾아가는 희망꾸러미'를 전달하고 있습니다.

놓을 수 없는 손

"사랑은 행동으로 이어져야하고 그 행동이 바로 봉사이다"

제가 존경하는 마더테레사 수녀님의 말씀입니다.

천명분의 김장을 준비하면서 이리저리 뛰어다니고, 언 손을 끓는 냄비 위에 녹이며, 계속된 칼질로 허리에 통증이 와도 제가 나눔 활동을 멈출 수 없었던 것은 바로 이 사랑 때문 아닐까요? 김장 한 통에, 짜장면 한 그릇에, 행복한 미소를 짓는 어르신들을 보며 절로 행복해집니다. 제 손을 잡으며 "어짜든 복 많이 받소잉~" 하시는 어르신들의 손을 놓을 수 없습니다. 그래서 앞으로도 그들과 희망을 나누는 것이 제가 할 수 있는 일이라면 기꺼이 행복한 동행을 할 것입니다.

여러분~~ 이제 봉사도 많이 했고 배도 출출한데 저와 함께 추억의 짜장면 한 그릇 하실래요?

위 내용은 '1365자원봉사' 포털에 코로나펜데믹으로 자장면 식사 지원 봉사활동을 할 수 없었던 그 현장에서 어르신들을 일일이 찾아가 말벗이 되기도 하고 식사지원을 했던 어느 봉사자의 후기이다. 마더테레사 수녀님의 "사랑은 행동으로 이어져야 하고 그 행동이 바로 봉사이다."라는 말씀을 기억하고 찾아가는 봉사활동으로 행복한 동행을 이어가는 봉사자의 기운찬 내용이다.

봉사활동을 의무적으로 했든 자발적으로 했든 봉사활동 후 일지를 써보자. 하기전과 하고 난 후 나에게 어떤 변화가 있었는지 아주 소소한것이라도 적어보자.

생각나는가? 여러분이 대학입학전에 간호학과 면접 시 봉사정신이 투철하다고 면접관에게 소개했던 자신의 모습이?

정말로 입학하여 간호대학생으로 살아가면서, 살다보니 봉사정신이 투철하여 타인에게 봉사와 섬김을 실천하는 삶을 살고 있는가?

◎ 그렇다면, 다시 한 번 정리해보자

자원봉사자로서의 기본자세는 어떠해야 할까?

- 자원봉사자는 투철한 자원봉사 정신과 친절한 자세로 활동한다.
-
-
-
-

※ 자원봉사자로서의 복무 자세에 대해 작성하고 팀원들과 나누어 보자

상황	복무 자세
출근 전	• 용모: • 복장: • 소지품: • 출근시간:
활동 시	• 언어: • 대화 및 근무자세: • 본인의 휴대폰:
휴식 시	
식사 시	
퇴근 시	
기타	

※ 대학생활 중 봉사활동 100시간을 구체적으로 계획해보고 팀원들과 나눠보자

개인 봉사활동 계획서

When? 언제 (학기중, 방학, 주말, 주중)	What? 봉사종류 (아래참조)	HOW 활동내용, 활동시간	Why? 이유는? 기대효과?	Where? 어디서

개인 봉사활동 계획서

When? 언제 (학기중, 방학, 주말, 주중)	What? 봉사종류 (아래참조)	HOW 활동내용, 활동시간	Why? 이유는? 기대효과?	Where? 어디서

※ 봉사유형:

① 학과주관 봉사: ㉮ 학생회, ㉯ 면접도우미 ② 대학 주관 봉사: ㉮ 김장 담그기, ㉯ 환경미화, ㉰ 지역 내 활동 동참
③ 헌혈 ④ 의료봉사 ⑤ 해외봉사 ⑥ 교육/상담 ⑦ 농촌 일손 돕기 ⑧ 캠페인 참여 ⑨ 물질봉사(지속적 후원)
⑩ 기타(구체적으로:)

MEMO

II

간호사를 위한 첫 걸음

MEMO

8

간호대학생으로 살아가기

대학교는 중고등학교와 여러 측면에서 다르다. 첫째는 대학교에는 정해진 등, 하교 시간이 없다. 1교시 수업이 없으면 9시까지 등교하지 않아도 된다. 중고등학교 시절에 비해서 자유시간이 대폭 증가한다. 인생에서 가장 많은 자유시간이 주어지는 이 시기를 얼마나 계획적으로 보내느냐에 따라 대학생활의 성패가 달라진다. 둘째 대학교에는 학생 개인을 위한 지정석이 없다. 중고등학교 시절에는 본인의 학급에서 지정된 좌석에서 수업을 받았다. 그러나 대학에서는 그러한 지정좌석이 없다. 본인이 수강하는 강의시간에 강의실을 찾아가서 수업을 듣고 강의가 끝나면 나와야 한다. 따라서 수업이 없는 공강시간에는 도서관, 동아리방, 학과휴게실 등과 같은 곳에서 시간을 보내며 다음 강의시간을 기다려야 하는 유목민과 같은 생활을 하게 된다. 셋째 대학교는 학생에게 정해진 수업시간을 부여하지 않는다. 스스로 수강할 과목을 선택하여 스스로 수업시간을 짜야 한다. 대학교에서는 학생이 다양하게 펼쳐 놓은 강의를 스스로 찾아다니며 선택해서 들어야 한다. 넷째 대학교에는 매일 고정적으로 만날 수 있는 담임교사나 학급친구가 없다. 자신의 연구실에 머무는 지도교수를 학생이 스스로 찾아가지 않으면 만나기가 어렵다. 스스로 노력하지 않으면 대학교에서는 인간관계를 맺기가 어렵다. 마지막으로 대학교에는 사생활에 규제를 가하는 사람이 없다. 수업시간에 지각하거나 결석하는 것 과제를 하지 않는 것도 시험시간에 나타나지 않는 것도 자유다. 다만 담당교수는 이를 체크하여 학점에 반영할 뿐이다. 대학생활의 자유는 충동적이고 무절제한 행동, 나태하고 무책임한 태도, 무계획적이고 무질서한 생활로 이어질 수 있는 재앙이 될 수도 있다.

대학생활이 쉽지 않은 이유는 대학생 시기에 가장 많은 변화를 경험하는 불안정한 시기이기 때문이다. 둘째 인생에서 대인관계가 가장 활발한 시기이다. 셋째 대학생 시기는 이성교제에 대한 관심이 급증하는 시기이지만 원만한 이성관계를 발전시키고 유지하는것은 쉽지 않다. 넷째 대학생 시기는 부모와의 관계가 질적으로 변화하는 시기다. 의존에서 독립으로 나아가는 전환기다. 마지막으로 대학생 시기는 자신의 인생관을 형성하는 시기이다. 해야 할 일도 많고 하고 싶은 일도 많으며 고민거리도 많은 시기가 대학생 시기다.

여기에 간호대학생은 일반 학생들과 달리 3학년이 되면 교내 학과수업뿐 아니라 임상실습을 대학 교과과정으로 22학점이상, 하루에 8시간 기준 총 1,000시간 이상 상급종합병원 및 보건소, 지역사회 현장에서 실습을 해야 한다. 다른 학과 학생들이 대학이나 학과에 적응되었을 때 간호대학생들은 학년이 올라갈수록 더욱 바빠지고 다양한 스트레스에 노출된다. 상급종합병원을 통한 실습의 경우 Day-duty가 오전 7시부터 시작되고, Evening-duty는 오후 2시부터 저녁 10시에 종료되는 실습duty로 긴장감과 피로감이 배가된다. 대부분의 간호대학생들이 신입생 때 단짝 친구 그룹이 형성되면 졸업학년이 될 때 까지 단짝친구로 이어지는 경우가 대다수이다. 다양한 교수법으로 학과 이론 수업이 이루어지고 현장답사 및 인터뷰를 포함한 과제물도 많을 뿐 아니라 1학년부터 전공관련 기초교과목 수업이 시작되고 2학년부터 전공필수교과목과 교내실습이 시작된다. 신입생 때를 제외하고는 타 학과학생들보다 여유 있는 대학생활이 되지 못한다. 대인관계 폭이 그다지 넓혀지지 않은 이유이기도 하다. 부모님이나 주위 지인들의 강력한 권유에 간호학과에 입학하였던 학생이 1학년 때 해부학 수업을 듣다가 도저히 적성에 맞지 않다며 학과적응을 못하고 자퇴하게 되는 경우도 있고, 전공교과목을 F학점 받고 유급되는 경우도 있다. 그런데 간호대학생과 간호사를 대상으로 간호전문직관에 관한 일 연구에서 타의에 의해 입학했던 학생이 본인이 원해서 입학했던 학생보다 간호전문직관이 더 높았고, 간호대학생 때나 간호사로서 5년차인 경우와 통계적으로 유의한 차이가 없었다. 즉, 자의든 타의든 간호학과에 입학하여 1학년 때 자퇴하기도하고 간호사가 되어서도 변함없는 간호전문직관 확립이 되어진다는 것이다.

과연 성공적인 간호대학생활이란 어떤 것일까? 사람마다 추구하는 가치와 목표가 다르기 때문에 그 대답 역시 다양하게 제시될 수 있을 것이다. 대학 신입생을 대상으로 조사한 연구 자료에 의하면 신입생들이 대학생활에서 해야 할 가장 중요한 일로 선택한 것은 학업이었다. 그 다음 폭넓은 인간관계, 교양습득 과 인격성장, 다양한 취미활동 경험, 취업과 진학준비, 동아리활동과 학생회활동, 이성교재 등이 뒤를 이었다.

간호대학생이 대학생활에서 가장 중요하게 여겨야 할 일 역시 학업이다. 성실한 학업의 결과로 이어지는 간호사국가시험에 합격하여야 간호사 면허를 취득할 수 있으며 국내 상급종합병원의 취업 시에도 학점은 중요하다. 그러나 간호사로서의 필수역량이 반드시 학점수준과 비례하지는 않는다. 제 때에 제대로 된 간호를 수행하기 위해서는 학점이나 시험에만 연연하기보다 '인간' 자체에 대해 심층적으로 파고들어 공부해야 한다.

대학생의 핵심역량은 의사소통, 자원정보기술처리 및 활용, 종합적 사고력, 글로벌 역량, 자기관리 및 대인관계의 총 6가지 영역으로, 간호대학생의 임상간호수행능력은 간호과정, 간호기술, 교육 및 협력관계, 대인관계 및 의사소통, 전문직 발전의 총 5가지 영역으로 구성되어 있다. 연구 자료에 의하면 대학생 핵심역량의 자기관리와 대인관계 영역은 임상간호 수행능력에서의 모든 하위영역과 긍정적 상관관계가 있었으며, 종합적 사고력은 대인관계 및 의사소통 임상간호수행능력과 긍정적 상관관계가 있었다. 2010 대한간호협회에 의한 신규간호사들에게 요구되는 역량 역시 대인관계 및 문제해결능력이 단연코 우선적이다.

간호전문직관을 확립하고 대인관계 및 문제해결능력을 갖추기 위해서는 어떻게 해야 할까?

내가 간호사로서 가장 소중히 여기는 가치는 무엇일까?

어느 연구에서 3,000명의 학생을 대상으로 실험을 했다. 인생을 살아가는데 꼭 필요한 소중한 것 열 가지를 써보라고 한 뒤, 시간을 주고 그중 세 개를 지우게 했다. 잠시 후 다시 세 개를 더 지우라고 했다. 네 개가 남았을 때 두 개를 더 지우고 마지막으로 두 개가 남았을 때 말했다. 둘 중에 하나마저 지우라고. 그렇게 해서 마지막까지 남은 것은 세 가지로 좁혀졌다. 첫 번째는 절대자이고 두 번째는 가족, 세 번째는 사랑이었다. 처음 썼던 열가지 안에는 다양한 내용이 있었지만 최후에 기다린 단 한가지는 결코 숫자로 환산될 수 없는 것이었다. 왜 '가장 소중한 것은 숫자로 환산될 수 없다'는 공통된 인식에 도달하게 되는 걸까? 사람은 물질만으로는 살 수 없는 정신적 동물이기 때문이다. 어떻게 살아야 가치있는 삶인가?

내가 간호사로서 가장 소중히 여기는 가치는 무엇일까?

세상에는 목표지점까지 가는 여정이 너무 힘들고 아득한 것이라고 생각하는 사람이 많다. 그래서 대부분의 사람들은 고통을 참아야 한다는 비장한 결심으로 그 여정을 시작하여 참고 또 참으며 그 먼 훗날의 즐거움을 위해 매일을 힘들게 생활하는 것은 오히려 실패로 가는 지름길이 된다. 중도에 포기하지 않고 끝까지 자신의 목표지점에 도착하기 위해서는 매일 매일의 여정이 기쁨으로 빛나야 한다. 목표지점으로 가는 과정 자체에서 즐거움과 행복을 찾지 못하면 결코 그곳에 다다를 수가 없다. 기쁨은 무엇인가를 이루기 위해 괴로운 일들을 해치운 다음에 찾아오는 감정이 아니기 때문이다. 그러기 위해서는 과정을 즐기는 법을 배워야 한다. 꿈이 공상에 머무르지 않고 나의 미래가 되도록 하기 위해서는 하기 싫고 해 봐도 잘 안되지만 꼭 해야 되는 일이 있다. 그럴때는 차라리 그 일 자체를 즐거운 놀이로 생각할 수 있는 나름의 방법을 찾아야 한다. 그래서 그 놀이를 맘껏 즐길 수 있어야 한다.

내가 지금 해야 되는 일 중에서 가장 하기 싫은 일, 아무리 해 보려고 애를 써도 결국엔 엉키고 마는 일들을 적어보자.

이런 일들은 해야 하는 상황이 생기는 나는 무슨 수를 써서라도 그 자리를 피하거나 그림자처럼 행하는 경향이 있다.

그 중에 대표적인 것 세 가지를 적어보면 다음과 같다.

①

②

③

예시) 남에게 협조를 구하거나 도움을 부탁하는 일
많은 사람 앞에서 발표하는 일
누구의 도움도 없이 혼자 선택하고 결정하는 일
어른들이나 처음 보는 사람들에게 먼저 인사를 건네는 일

내가 위에 적은 세 가지는 정말 하기 싫은 일들이다. 그러나 간호사로서 나를 생각해보면 그 일들을 언제까지나 외면할 수는 없다. 오늘부터 이것들을 내가 가장 좋아하는 놀이로 만들 것이다.

1. 위에 기록한 일이 진정으로 즐거운 놀이가 되기 위해 나는 ______________________________

____

____

____

예시) 나에게는 '남에게 도움을 청하는 일'이 가장 하기 어려운 일이다. 일단, 남이 들어 줄 수 있고, 나도 부탁하기 쉬운 도움부터 청해본다.

나는 먼저 인사하는 것이 너무 어렵다. 처음 본 사람, 별로 친하지 않은 사람에게 먼저 인사한다는 것이 내가 부족한 사람처럼 보여지는 것 같다. 간호사는 환자에게 먼저 인사한다. 라는 마음으로 우리 강의실 주변에서 만나는 사람들에게 먼저 미소를 건넨다.

2. 내가 생각하는 성공적인 대학생활이란 어떤 것인가?

3. 대학생활 중 교수님들과 선배, 친구들 사이에서 지켜야할 에티켓 중에서 내가 소홀히 하는 것은 무엇인가?

4. 간호사가 될 내가 가장 소중히 여기는 가치는 무엇인가?

5. 대학생활 중 지켜나갈 나의 헌법은?

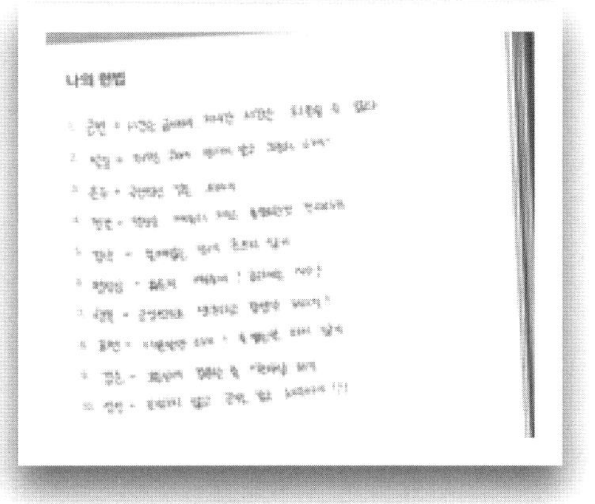

아메리카 인디언들의 속담 중에 "당신이 생각한 말을 1만번 이상 반복하면 그런 사람이 된다"라는 말이 있다.

미국 뇌 과학자들의 연구 결과, 사람의 전체 뇌세포는 230억개인데, 그 중에서 98%가 말의 지배를 받는 것으로 밝혀졌다. 뇌는 그다지 논리적이고 철저하지 않아서 실제로 일어난 일과 그렇지 않은 일을 구별하지 못한다고 한다. 실제로는 행복하지 않아도 지속적으로 "나는 행복해"라는 말만 해도 뇌는 내가 행복하다고 착각한다는 것이다.

그래서 "다행이야"라고 입버릇처럼 말하는 사람에겐 좋은 일들이 주로 일어나고 "재수없어"라고 자주 말하면 재수 없는 일만 생기는 것이다.

어떤 일에 대한 '해석'이 알고 보면 우리의 '태도'이며, '태도'가 알고 보면 그런 일을 불러들인 '원인'이 되는 것이다.

밝은 바탕에 어두운 무늬가 두르러지고, 어두운 바탕에 밝은 무늬가 돋보이듯 행복하다고 두려움과 고통이 적은 것이 아니고 역경에 처해 있다고 해서 희망과 위로가 없는 것이 아니다.

행복할 때는 역경을 기억하고, 역경에 처해서는 희망을 기억하자

역경에 닥쳤을 때 그것에 대해 '할 수 있다'는 적극적이고 긍정적인 자세를 취한다면, 우리는 쎈 불에 단련된 쇠처럼 스스로를 강인하게 만들 수 있다.

그리고 페가수스 등에 탄 것처럼 빠르게 목표에 다다를 수 있을 것이다.

9

간호진로분야 탐색

최근 몇 년 전 서울에서 이세돌 9단과 알파고의 대국이 진행되었다. 총 5국으로 치러진 경기에서 대한민국 국수이자 명인인 이세돌9단이 알파고에 1승 4패를 함으로써 알파고에 대한 관심이 세계적인 수준이 되었다. 알파고는 구글 딥마인드(DeepMind)가 개발한 인공지능 바둑 프로그램이다. 알파고(AlphaGo)의 고(Go)는 바둑을 뜻한다. 딥마인드는 구글이 2014년 인수한 인공지능 관련 기업으로 2010년 영국에서 설립되었으며 머신러닝 등의 기술을 사용해 학습 알고리즘을 만든다. 알파고는 딥러닝(Deep Learning) 방식을 사용해 바둑을 익힌다. 딥러닝은 머신러닝(기계학습)의 하나로 비지도 학습(Unsupervised Learning)을 통해 컴퓨터가 스스로 패턴을 찾고 학습해 판단하는 알고리즘을 가지고 있다. 인간이 별도의 기준을 정해주지 않으며 대신 방대한 데이터를 기반으로 컴퓨터가 스스로 분석하며 학습하게 되는 것이 특징이다. 인공지능 컴퓨터 프로그램이 영화 속에서만 가상현실로 존재하는 것이 아니라 우리들의 일상에 가장 가까이 현실적으로 접근하게 된 계기가 된 듯하다.

다니엘 핑크는 그의 저서[새로운 미래가 온다]에서 미래 인재의 조건으로 하이컨셉, 하이터치 재능을 이야기 한다. '하이컨셉' 재능은 트랜드와 기회를 포착하고 예술적, 감성적 아름다움을 창조하는 능력이다. 스토리를 만들어내고 서로 다른 아이디어를 결합해 새로운 것을 창조해내기 때문에 새로운 시대에 반드시 필요한 재능이다. '하이터치' 재능은 공감을 이끌어내는 능력으로 다른 사람들과 상호작용을 할 때의 미묘함을 이해하고, 그들과 함께 즐거워하며 이를 전파하는 능력이다.

공감은 독립적인 재능이 아니다. 공감하는 능력은 하이컨셉, 하이터치 재능과 연결되어 있다. 공감은 조화와 연관이 있다. 왜냐하면 공감을 이룰 수 있는 사람은 주변 관계를 파악하는게 얼마나 중요한지 잘 알기 때문이다. 무엇보다 공감하는 능력은 간호활동에 강력한 힘을 발휘한다.

한 연구에서는 공감능력 테스트에서의 높은 점수가 의료활동에서의 성과와 밀접한 상관관계를 보였다. 다시 말해 다른 모든 조건이 동일하다면 좀 더 감정적인 동조를 보이는 의사로부터 치료 받은 환자들이 그렇지 못한 환자들보다 빠른 회복속도를 보였다. 치료 시 공감의 역할에 대한 인식이 높아짐에 따라 간호사 역시 하이컨셉, 하이터치 시대의 핵심전문직 중 하나로 떠오르고 있다. 감정에 근거해 간호사들이 제공하는 간호업무는 아웃소싱이나 자동화가 불가능한 소중한 일이다. 엑스레이 사진을 판독하는 업무는 인공지능 컴퓨터 프로그램에서도 판독할 수 있지만 대상자와 접촉하고, 옆에 있어주고, 위로하는 감정을 전달하는 일은 광섬유 케이블을 통해 하기 어려운 일이다. 간호사는 너무 많은 환자들과 씨름해야 하는 고충을 호소한다. 그러나 환자들과 공감하는 간호사들의 능력으로 인해 많은 사람들로부터 존중과 환영을 받고 있다. 2018년 8월 10일 보건복지부에서 500병상 이상 상급 종합병원 2개소/1만 4,970명 환자가 직접 참여한 '의료서비스 환자 경험 평가' 결과를 첫 공개하였다. '환자 경험 평가'는 환자를 존중하고 개인의 필요와 선호, 가치에 상응하는 진료를 제공하는지 등을 국민 관점으로 의료서비스 질적 수준을 확인하기 위한 병원 평가이다. 전체 평균 83.9점으로 간호서비스 영역은 88.8점으로 6개 영역 중 점수가 가장 높게 나타난 영역이다. 문항은 환자를 대하는 태도(존중/예의, 경청)와 의사소통(병원생활에 대한 설명, 환자 요구를 처리하는 노력)을 평가하는 4개 문항으로 구성되어 있다. 각 문항에 대한 점수는 87.3-89.9점으로 고르게 높게 나타났으며 그 중 간호사의 존중/예의와 환자의 말을 주의 깊게 들어주었는지(경청) 문항은 89점 이상으로 설문 전체 문항 중 높은 점수를 보였다. 의사 서비스 영역은 82.3점으로 투약 및 치료과정과 함께 타 영역에 비해 낮은 점수를 받았다. 환자. 대상자와 공감되지 않으면 그들을 향한 예의를 갖춘 존중과 그들의 말을 몸과 마음으로 주의깊게 듣는 경청이 이루어지지 않는다. 반대로 환자경험평가 영역에서 간호서비스 영역이 가장 높은 점수를 받기까지 얼마나 많은 간호사들의 고충이 있었을지 짐작이 되고도 남는다.

그렇다면 공감능력을 기본으로 하는 간호사로서의 진로분야는 어떠한 분야가 있는지 알아보자

1 진로분야

대부분 간호사는 상급종합병원이나 (중소)종합병원 등에서 환자의 치료와 진료를 돕고 있다. 간호사 면허증을 갖고 있으면 병원 이외의 다양한 분야로 진출 가능하다. 간호사 면허증을 소유하고 공무원 임용시험에 합격하면 전국 보건소와 보건지소, 농어촌 지역의 보건진료소, 지방자치단체 등에 근무하는 간호직 또는 보건직 공무원으로 근무할 수 있다. 간호대학에서 교직과목을 이수한 후 간호사 면허를 취득한 사람이 교원임용고시에 합격하면 학교에서 보건교사로 근무할 수 있다. 이 밖에도 간호장교로 국군병원 등에서 근무할 수 있으며 기업이나 사업장의 건강관리실에서 근로자의 건강관리와 보건교육을 담당할 수 있다. 이 외에도 산후조리원, 요양원, 복지관 등에서 활동 가능하며, 보험회사나 의료기기업체, 의료정보회사 등에 폭넓게 진출할 수 있다. 미국, 캐나다, 사우디아라비아 등 간호사의 해외취업이 활발히 이루어지고 있으므로 외국어 실력을 갖추거나

해당 국가의 간호사면허증을 취득한다면 해외 진출도 생각해 볼 수 있다.

가. 병원간호사

1) 일반간호사

일반간호사가 병원에서 행하는 업무는 투약, 호흡간호, 섭취・배설에 대한 간호, 운동 및 자세변경, 체온유지, 개인위생, 건강상담 및 교육, 안전간호, 침상정리와 환의교환, 의사소통, 정서적지지, 영적간호 등이다. 일반간호사는 간호사국가자격시험에 합격한 뒤 보건복지부장관의 면허를 받아 활동한다. 분야별로는 일반 내・외과계 병동, 정신과병동, 외래, 수술실, 인공신장실(투석실), 응급실, 중환자실, 수술실, 중앙공급실, 조혈모세포이식, 신생아실이 있고, 특수분야 간호사로 보험심사, 당뇨병교육, 여성건강, 상처관리, 장루관리, 감염관리, 질향상 관리(quality assurance coordinator), 장기이식코디네이터 등이 있다.

2020년 보건복지부 통계에 의하면 의료기관에 종사하고 있는 간호사는 전국일반간호사 216,408명이며, 남자간호사는 10,965명, 여자간호사는 205,443명이 근무하고 있다. 상급종합병원에는 26.7%(57,729명)가 근무하고 있다. 상급종합병원, 종합병원, 병원, 의원, 한방병원, 한의원, 요양병원에서 근무하며 병원간호사를 중심으로 조직된 병원간호사회는 16개 시도병원간호사회와 12개분야별 간호사회를 두고 있다.

2) 전문간호사

2000년부터 전문간호사제도가 시행되었는데 전문간호사(Advanced Practice Nurse, APN)는 보건복지부장관이 인증하는 전문간호사 자격을 가진 자로서 해당 분야에 대한 높은 수준의 지식과 기술을 가지고 의료기관이나 지역사회 내에서 간호대상자(개인, 가족)에게 상급수준의 전문가적 간호를 자율적으로 제공하는 사람이다. 현재 의료법에서 인정하고 있는 전문간호사 분야는 가정, 감염관리, 노인, 마취, 보건, 산업, 아동, 응급, 임상, 정신, 종양, 중환자, 호스피스 등 총 13개이다.

전문간호사는 자신의 전문 분야에서 간호와 간호 관련 학문에 대한 폭넓은 지식과 기술을 기초로 대상자에게 상급간호실무를 제공한다. 또한, 환자, 가족, 일반간호사, 간호학생, 타 보건의료 인력 등을 교육하고 보수교육이나 실무교육프로그램 개발 등에 참여한다.

각 분야의 전문간호사 자격을 취득하기 위해서는 최근 10년 이내에 해당 분야에서 3년 이상 근무한 경험이 있으면서 보건복지부장관이 인정한 교육기관(대학원 수준)에서 전문간호사 과정을 이수하거나 보건복지부장관이 인정하는 외국의 해당 분야 전문간호사 자격이 있으면 전문간호사 자격시험에 응할 수 있다. 2020년 보건복지부 통계에 의하면 전문간호사는 마취 617명, 보건 1,994명, 가정 6,487명, 정신 613명, 감염관리 441명, 노인 2,422명, 산업 171명, 응급 327명, 중환자 754명, 호스피스 612명, 종양 988명, 아동 119명, 임상 326명으로 총15,871명이 전문간호사 자격증을 취득했다.(※자격시험 시행 이전 전문간호사 취득자 8,164명 포함)

전문간호사 분야

① 가정전문간호사

가정간호사는 1990년 의료법 시행규칙에 의해 만들어졌으며 환자가 있는 가정에 방문하여 조사 및 심사를 통해 가정간호 계획을 수립하고 간호서비스를 제공한다. 병원, 보건소, 장기요양기관, 건강보험공단 등 지역사회와 재가 서비스 분야에서 중추적인 역할을 하고 있다. 특히, 의료기관 가정간호사업은 병원 퇴원환자를 포함해 거동이 불편한 만성질환자 및 노인, 장애인의 가정을 방문하여 전문적인 의료서비스를 제공한다.

② 감염관리전문간호사

병원 내 감염을 예방하고 관리하기 위해 감염 여부를 조사하고 예방계획을 수립·실시하며 감염관리 규정, 지침, 정책 등을 마련한다. 감염 유행 시, 직원의 감염원 노출 시, 병원 환경관리 시 역학조사를 실시한다. 감염유행의 원인을 파악하고 감염 예방조치를 실시, 관리대책, 감염관리 규정·지침·정책 등을 마련한다.

③ 노인전문간호사

노인전문병원, 의료복지기관, 요양원 등에서 노인의 건강관리와 병세호전을 위해 간호계획을 수립하고 각종 프로그램을 진행하며 노인을 간호한다.
노인의 건강관리 및 병세호전을 위한 각종 재활치료 및 치료프로그램을 진행하거나 노인들의 유연한 진행을 돕니다. 노인의 응급처치 및 건강관리, 질병예방 등을 담당한다.

④ 마취전문간호사

마취시행에 필요한 장비와 물품을 준비해 환자에게 마취를 시행, 비정상적인 환자의 반응에 대처하고 마취 회복 시 위험 증상을 관찰하고 예방한다. 환자의 상태를 분석하여 간호진단을 내린다. 마취 간호 진단에 근거하여 응급 상황을 고려한 마취계획을 수립하고 마취를 준비한다. 환자의 반응에 대처하며 적절한 마취간호를 제공한다.

⑤ 보건전문간호사

보건전문간호사는 지역사회 주민과 기관을 대상으로 질병예방, 보건교육, 건강증진을 위한 사업을 계획하고 실시하며 평가한다. 안전관리, 사고관리, 감염관리, 환경관리 등 보건 대상자에게 영향을 미치는 환경적 건강 문제를 확인하고 해결 방안을 모색한다. 개인, 가족, 지역사회 대상자의 질병예방, 보건교육 사업 및 증진 사업 계획 등을 수립한다.

⑥ 산업전문간호사

산업전문간호사는 사업장 건강관리실에서 근무하며, 근로자의 건강관리와 보건교육, 작업환경 및 위생 관리, 사업장 안전보건체계 수립 등을 담당한다. 근로자와 가장 가까운 곳에서 근로자의 건강을 돌보며 근로자 건강증진에 핵심적인 역할을 수행한다.

⑦ 응급전문간호사

응급환자를 대상으로 환자의 상태에 따라 응급시술 및 처치를 시행한다.

⑧ 정신전문간호사

여러 가지 방법을 활용하여 정신 간호 대상자의 스트레스를 완화시키고 관리하며 약물 및 심리치료법을 이용하여 환자를 간호한다.

⑨ 종양전문간호사

암 예방 및 관리 정책 관련 교육을 진행한다. 암환자에게 필요한 상담과 교육을 담당하며 간호가 필요한 환자에게 간호서비스를 제공한다.

⑩ **중환자전문간호사**

중환자를 대상으로 간호를 제공하고 신체검진 및 진단 결과를 해석하여 적정한 간호계획을 수립하고 간호를 수행한다.

⑪ **호스피스전문간호사**

말기 환자의 신체적, 정서적 안정을 위해 통증조절 및 증상완화를 위한 간호를 진행한다.

⑫ **아동전문간호사**

유아, 아동, 청소년에 이르기까지 의료서비스에 대한 거부감을 없애고 최상의 진료를 받을 수 있도록 한다.

⑬ **임상전문간호사**

환자에게서 나타나는 신체 및 정신적인 증상과 환자가 경험하고 있는 질환에 대한 과거 및 현재 관리와 질병 과정 및 합병증과 관련된 임상증상을 수집한다. 임상 문제와 관련하여 신체검진을 진행하며 검사결과를 해석하고 지속적으로 주시하며 임상적 문제를 판단한다. 임상 증상을 관리하고 치료에 참여하며 약물요법을 적용시킨다.

※ 출처: 대한간호협회/정보자료실/전문간호사되는길http://www.koreanurse.or.kr/resources/be_specialist.php

나. 보건직 공무원

보건직공무원은 공무원 임용시험에 합격하여 정부부처인 중앙직과 시 이하의 지방직에서 보건 관련 업무를 수행하는 간호사이다.

(1) 중앙직 공무원

간호사 출신 보건직은 중앙행정기관인 보건복지가족부에서 보건위생과 생활보호, 사회보장 등에 관한 사무를 관장하는 업무를 담당한다. 그 외 보건복지부 소속기관인 질병관리본부와 건강보험공단에서 간호사 출신 공무원들이 다수 근무하고 있다.

(2) 지방직 공무원

① **보건간호사:** 전국 보건소와 보건지소, 지방자치단체 등에 근무하는 간호직 또는 보건직 공무원이다. 지역주민의 질병예방과 건강증진을 위한 사업, 정신보건, 모자보건, 노인보건, 건강상담, 보건교육, 예방접종 등의 업무를 수행한다.

② **보건진료원:** 보건진료 전담공무원은 농산어촌 등의 의료취약지역에 설치된 보건진료소에서 근무하며 지역주민의 질병예방과 건강증진을 위한 일차 보건의료서비스를 제공한다. 간호사 또는 조산사 면허를 취득한 후 보건진료직공무원 임용시험에 합격해야 한다. 보건복지부 장관이 실시하는 24주간의 직무교육을 받은 후 임용된다.

다. 교육자

(1) 보건교사

보건교사는 초, 중, 고등학교 보건실에서 근무하며 보건교육, 학생과 교직원 건강관리, 학교 보건사업 계획 수립 등의 업무를 담당한다. 간호대학에서 소정의 교직학점을 이수한 후 간호사 면허를 취득한 사람에게 보건교사 자격증이 주어진다. 국공립학교에 임용되려면 교원 임용고시를 치러야 한다.

(2) 보건교육사

국민에게 보건과 건강에 관한 바른 지식을 보급하고 보건과 건강증진에 관련된 사항을 지도・상담・교육하여 건강환경을 조성하고, 사전 예방적 건강관리사업의 수행을 통하여 국민 개인과 집단의 보건과 건강을 수호하고 증진하는 업무를 한다.

(3) 대학교수

대학교수가 되기 위해서는 학부에서 간호학을 이수한 후 기본적으로 3년 이상의 임상경력을 갖춘 후 대학원 과정에서 세부전공을 선택하여 석사 및 박사과정을 거쳐 간호학자로서의 기본 소양을 갖추어야 한다. 2019년 한국간호교육평가원 기준에 의하면 우리나라 간호학과는 모두 202개대학에 설치되어 있다.

라. 산업장 관리자

산업간호사는 사업장 건강관리실에서 근무한다. 근로자 건강관리와 보건교육, 작업환경 및 위생 관리, 사업장 안전보건체계 수립 등을 담당한다.

마. 연구원

(1) 보건의료 관련기관 연구원

보건의료관련 연구소 등에서 간호사 면허를 취득하고 보건정책 관련 연구를 수행한다. 석사 이상의 학력을 갖춘 간호사가 연구원으로 취업할 수 있는 기관으로는 한국보건사회연구운, 한국보건의료연구원, 국민건강보험공단, 건강보험심사평가원, 의료기관 인증평가원 등이 있다.

(2) 임상 연구 간호사

신약 및 의료기기를 개발하기 전 임상 시험의 모든 과정에서 중추적인 역할을 담당하는 임상연구코디네이터간호사들로서 주로 병원, 제약회사, 제약연구소등에서 근무한다. 임상시험에서 책임연구자의 감독 아래 임상시험 관련 규정의 원칙에 따라 전문적인 지식과 기술을 바탕으로 환자의 존엄성과 피험자의 권리를 보호하고 시험이 잘 수행되도록 시험기관 및 연구자를 지원하면서 모든 과정을 관리하는 역할을 하는 사람을 임상연구코디네이터(Clinical Research Coordinator, CRC)라 하며, 이 중 간호사가 이 역할을 담당할 때 이를 임상연구간호사(Clinical Research Nurse, CRN)라고 한다. 주로 석사출신이고 임상경험이나 경력, 분야가 다양한 간호사가 담당한다.

바. 간호장교

간호장교가 되는 길은 크게 두 가지가 있는데 일반 4년제 간호대학을 졸업하고 간호사 면허증을 취득한 뒤 간호장교로 임관하는 경우와 국군간호사관학교를 졸업하고 간호장교로 임관하는 방법이다. 성별에 관계없이 간호장교에 지원할 수 있다. 일반 4년제 간호대학을 졸업하고 간호장교가 되는 방법은 간호장교에 지원해 서류·면접·체력 측정을 통과하고 12주간의 군사 훈련을 이수한 후 소위로 임관된다. 간호장교는 군 장병들을 대상으로 체계적이고 과학적인 간호를 통해 이들을 질병으로부터 보호하고, 신체적, 정신사회적, 영적으로 최적의 건강상태를 유지, 증진시키는 책임과 역할을 수행한다.

사. 해외 취업

미국, 캐나다, 호주, 사우디아라비아 등 세계 각국의 간호사로 취업할 수 있으며 해외 간호사가 되기 위해서는 우선 각 나라의 간호현황과 그 나라에서 제시하고 있는 간호사 추업을 위한 자격조건을 알아보고 철저한 준비 후에 도전해 보는 것이 좋다.

미국의 경우 2020년까지 43만 4,000명에 이르는 간호인력이 부족할 것으로 예상하고 있고 캐나다의 경우 노령인구가 증가하면서 간호 인력의 수요도 증가하는 추세로 한국 간호사 면허소지자로 최근 5년 이내 1,125시간 이상 간호사로 근무한 경력이 있는 자로 각 주에서 요구하는 영어공인점수에 해당하는 자는 지원할 수 있다.

1) 미국간호사 면허취득

- NCLEX - RN 정의; National Council Examination for Registered Nurse/Computerized Adaptive Testing 약자
- 미국의 각 주, Guam, Virgin islands, American samoa, commonwealth og Northern maria의 간호국에서 시행되는 간호사 면허시험. 미국 내에서 간호사로서 일할 수 있는 최소한의 능력을 선별하기 위한 시험이다.
- 주관부처; National Council of State Boards of Nursing 미국 간호사 면허관리국(홈페이지: www.ncsbn.org)은 미국간호사시험을 주관하는 기관으로 시험일정 등을 포함하여 미국간호사면허와 관련된 정확하고 다양한 정보를 얻을 수 있다.
- 지원자격; 한국간호사 면허를 취득한 자, 근래 최소 1년간의 임상실무 경력이 있어야 한다.
- 원서 교부 및 접수; 면허를 얻고자 하는 주 간호국(Nursing Board)에 연락
- 합격률; 매년 300~400명 이상의 간호사가 응시하고 있으며 합격률은 70~90% 정도이다.

• 미국간호사 취업에 필요한 조건; 한국 간호사가 미국 취업 이민 비자를 받기 위해서는 미국간호사면허증(NCLEXRN), 고용계약서, 영어능력(Visa Screen)

2) 호주간호사 면허취득

• 대학에 학사 편입해 졸업하거나, 외국인 간호사를 위한 단기교육과정을 마치면 검증을 거쳐 호주간호사면허를 받을 수 있으며 면허 시험제도는 없다.

• 학생비자나 Working Holiday Visa (27세 이하 가능, 1년 만기)로 나가 면허를 취득한 후, 이민 수속 가능하다.

• 1년 경력 간호사 임금은 시간당 15 호주달러(1만 5천원) 정도. 현재 국립의료원 등 몇 개 대학과 유학원에서 호주의 간호대학과 연계하여 간호학사 취득 및 공인 간호사등록 주선

3) 캐나다 간호사 면허취득

• 외국인 간호사가 캐나다에서 일하려면 우선 캐나다 간호사 면허를 취득한 후 각주에 있는 간호협회에 등록해야 한다.

• 면허시험에 응시하기 위해선 각 주 간호협회의 자격심사를 통과해야 한다.

• 밴쿠버가 속해 있는 브리티시 콜롬비아 주에서는 한국 간호사 면허를 가진 사람들에게 토플 550점 이상, TSE(영어말하기) 50점 이상(60점 이상), 대학 성적 증명서, 병원 경력증명서 등 요구한다.

• 병원에 근무한 경력이 전혀 없거나 경력이 있더라도 실무를 떠난 지 5년이 넘은 경우에는 간호협회에서 지정한 대학에서 재교육 프로그램을 마쳐야만 응시자격 부여한다.

• 모든 서류는 반드시 간호협회의 서류 양식에 맞춰 준비해야 한다. 영어 성적 결과는 시험 주관기관에서 직접 캐나다 간호협회로 통보해야 하며, 서류심사를 통과할 자신이 있을 때 간호협회에 연락해 등록담당관으로부터 양식을 받아 응시준비를 진행한다.

• 캐나다 간호사 면허시험은 일년에 4회(1,6,8,10월) 실시. 1인당 총 3번 시험에 응시 가능하고 시험 문제의 80%정도가 캐나다의 사회, 문화적 특성을 바탕으로 출제된다.

• 캐나다 간호사 자격 취득 후 업무활동에 지장이 없는 영어능력이면 취업이 가능하다.

4) 뉴질랜드 간호사 면허취득

• 뉴질랜드 간호사 면허 취득, 등록, 관리 등 제반 업무는 보건성 산하 정보 기구인 뉴질랜드 간호협회에서 담당한다.

• 외국인 간호사가 뉴질랜드 면허를 얻기 위해선 서류심사 및 영어능력 평가를 거쳐 간호협회로부터 자격을 인정 받아야 한다.

• 소정양식의 신청서와 함께 한국 간호사 면허와 간호학사학위 취득 여부를 입증 할 수 있는 서류를 제출

하면 된다. 임상 경력은 필수조건은 아니지만 학사학위는 반드시 있어야 한다. 뉴질랜드 대학의 간호교육 과정은 모두 학사과정이기 때문이다.

- 서류심사를 통과하면 영어능력 평가를 실시한다. 미국 간호사 면허시험 합격자, 최근 2년내 영어권 국가에서 근무한 경력이 있는 사람은 그대로 통과된다. 이외에는 토플 6백점 또는 IELTS 7.0(10점 만점)을 얻어야 한다. IELTS 시험은 서울에 있는 영국문화원 어학교육원에서 주관한다.
- 모든 심사가 끝나고 뉴질랜드간호협회로부터 면허증을 받기까지 8~12개월 정도 소요된다.

아. 기타 진로분야

1) 법의간호사

법의간호사는 죽은 사람을 검시하여 신원을 파악하고 죽음에 이르게 된 경위를 규명하며 범죄행위가 관련 있을 경우 증거수집 등을 통해 범인을 검거하게 하는 등 죽은 자의 인권을 보호자흔 것 외에도, 신체 불구 또는 여러 정신적인 문제로 인한 자살미수자의 보호 관리와 사망자의 유족에 대한 상담관리등의 업무를 수행한다.

2) 의료통역사

의료통역사(Medical Interpreter)는 국제진료 현장에서 외국인 환자와 국내 의료진과의 의사소통을 담당하는 업무를 수행한다. 2009년 5월 의료법 개정으로 외국인 환자 유치사업이 본격화된 후 많은 외국인들이 한국을 방문하고 있어 이러한 방문 시 의료통역은 사람의 생명과 직결되는 분야로 반드시 의학용어, 의료문화 등 의료분야에 대한 기본지식을 갖춘 전문통역사가 필요하다.

3) 국제보건 간호사

외교통상부 산하기관인 한국국제협력단(Korea International Cooperation Agency, KOICA)과 KEYFP(Korea, Ethiopia, Yonsei Family Planning)에서 도움의 손길을 기다리는 지구촌 이웃들과 우리의 발전경험을 나누고 그들의 경제사회발전 및 보건 분야 발전을 지원하는 활동 등에 동참한다. 특히 간호분야 관련업무를 수행하는 국제보건간호사로 근무할 수 있다.

4) 항공간호사

항공간호사는 종합적인 간호영역에 비행환경이라는 특수성으로 생기는 항공의학적 지식이 추가적으로 요구되는 전문분야로 항공간호사는 넓은 의미의 산업장 간호사라 할 수 있다. 항공간호사는 보통의 임상과는 다르게 예방과 관리의료에 목적을 두고 있으며 건강인의 건강관리를 계획하고 의료서비스를 제공하는 등 더 독자적이고 창의적인 업무를 수행할 수 있다는 것이 항공간호사의 큰 장점이다. 현재 국내에서는 항공사 자체적으로 면접을 통해 채용되고 있다.

5) 교정간호사

교정간호사는 법무부 교정국 소속 공무원으로 교도소, 구치소 등 교정기관의 의무실 또는 치료실에서 수감자들의 건강을 관리하는 간호사이다. 전국 45개 교정기관에 약 50여명의 교정간호사가 배치돼 활동하고 있다. 교도소에는 피부질환자부터 암환자에 이르기까지 각종 질환을 가진 환자들이 있다. 재소자들은 재판일이 다가오면 초조함으로 증세가 더욱 악화되기도 하며 구금으로 인한 정신적 압박감도 크다. 이들에게 교정간호사들은 주로 건강 상담 및 교육을 실시하고 기본 건강상태 체크, 각종 검사, 의료행정 등의 업무를 수행한다. 상담자 또는 지지자가 되어주는 것이 간호사의 중요한 역할 중 하나다.

6) 조산사

임산부의 정상분만을 돕고, 산후관리와 신생아 관리를 돕는다. 임산부와 그 가족을 대상으로 가족계획 등 여성건강관리에 대해 교육한다. 간호사 면허를 취득한 후 보건복지부 장관이 인정하는 의료기관에서 조산 수습과정(1년)을 마치고 조산사 국가시험에 합격하면 면허를 받을 수 있다. 조산원을 개업해 운영할 수 있다.

7) 노인요양 방문 간호사

대상자의 가정 등을 방문하여 간호, 진료의 보조, 요양에 관한 상담 또는 구강위생 등의 간호를 제공한다. 최근 10년 이내 간호업무 경력이 2년 이상을 갖추고 있으면 노인요양 방문간호사를 할 수 있다.

2 향후 전망

우리나라 면허등록 간호사 수는 2022년 현재 480,925명이고 남자 28,028명, 여자 452,897명이다(출처: 대한간호협회 간호통계 주요현황). 이중 의료기관에서 활동하는 간호사는 약 25.4만명이다. 한국의 간호사 면허 소지자는 OECD 평균보다 많지만, 실제로 병원에서 일하는 간호사 수는 OECD 평균인 7.9명보다 적은 4.2명에 불과하다(2019년 기준). 현재 우리나라의 간호사 대 환자 비율은 대학병원의 경우 간호사 1명당 12~20명, 요양병원의 경우 40명에 이른다. 의료법 상으로 간호사 1인당 환자 12명을 권고하고 있으나, 이를 강제하거나 처벌하는 조항이 없어 법적 기준 또한 지켜지지 않고 있다. 이러한 이유로 간호사 1인이 감당해야 하는 환자 수의 부담이 곧 간호인력 부족문제로 이어지는 악순환이 계속되고 있는 상황이다.

따라서 간호서비스의 질을 높이기 위한 간호사의 수요는 지속적일 것으로 기대된다. 이 외에도 학교보건법에 따라 모든 초・중・고등학교 학생을 대상으로 보건교육을 체계적으로 실시하기 위해 학교에서 보건교육과 학생 건강관리를 담당할 보건교사의 필요성이 늘어나면서 간호사 면허증과 교사 자격증을 모두 소지한 자의 입지가 높아질 것이다.

현재 정부는 노인인구 및 만성 질환자의 증가 등에 대응하여 장기요양시설 및 서비스 확충, 가정간호제도의 활성화 등을 적극적으로 추진하고 있다. 이러한 정책이 성공적으로 수행되기 위해서는 보건의료공급체계에서 중요한 역할을 담당하는 간호사의 인력양성과 효율적 활용이 중요하다. 또한 생활수준의 향상, 건강관리에 대한 관심 증가 등에 따라 간호사의 취업자 수가 증가될 것으로 전망된다.

3 지원전략

취업을 위한 첫 번째 과정은 자신의 내면적 특징이나 행동적 특징을 객관적으로 분석하여 자신의 강점은 무엇이고 좋아하는 일은 무엇이며 관심있는 일과 약점은 무엇인지 알아보는 자기분석이다. 자기분석의 과정은 이제까지의 성장과정을 생각해보면서 자신이 평소에 좋아했던 것, 열중했던 것 등이 구체적으로 무엇인지 글로 써보고 이를 토대로 자신이 잘하는 일과 잘 할 수 있는 일이 무엇인지 구체적으로 유추해봄으로써 자신의 성격, 기질, 취미 등을 과거부터 현재까지를 유추해보는 것이다. 앨범 속 사진을 보거나 일기장이나 중학교, 고등학교때의 관련 자료들을 찾아보거나 자신을 잘 알고 있는 가족과 친구들의 도움을 받을 수도 있다. 그 다음 단계로 앞으로 자신이 하고 싶은 일, 또는 어떤 삶을 살고 싶은지 등 나름대로 자기 인생의 비전과 목표를 설계하는 것이다. 자신의 비전과 목표가 세워졌다면 간호사로서 할 수 있는 다양한 진로 중 자신에게 적합하고 잘 할 수 있는 분야를 구체적으로 계획하고 그 분야에 필요한 역량을 키우기 위해 보다 구체적인 목표와 계획을 세워야 한다.

[진로탐색을 위한 질문 리스트]

1. 자기 이해를 위한 질문

내가 간호학을 선택한 이유는 무엇인가?
나는 간호학 공부에서 어떤 부분이 가장 흥미로운가?
나의 강점(기술, 성격, 능력)은 무엇인가?
나의 약점은 무엇이며 이를 어떻게 개선할 수 있을까?

2. 관심분야를 탐색하기 위한 질문

간호학의 다양한 분야(임상간호, 공공보건, 교육, 연구 등)중 내가 가장 흥미를 느끼는 분야는 무엇인가?
환자와의 직접적인 상호작용이 많은 일을 선호하는가 아니면 연구나 행정과 같은 간접적인 역할을 선호하는가?
특정연령대(소아, 성인, 노인)나 특정 질환(응급, 정신건강, 중환자 등)에 관심이 있는가?

3. 가치관과 목표를 점검하는 질문

내가 직업을 통해 얻고 싶은 가장 중요한 가치는 무엇인가?
나는 어떤 방식으로 환자와 사회에 기여하고 싶은가?
5년 후 10년 후 나는 어떤 모습의 간호사가 되어 있고 싶은가?
간호사로서의 삶이 나의 개인적 목표(가족, 취미 등)와 어떻게 조화를 이룰 수 있을까?

4. 역량개발을 위한 질문

현재 내가 부족하다고 느끼는 기술이나 역량은 무엇인가?
나는 학업과 실습경험을 통해 어떤 역량을 더 개발하고 싶은가?
추가적으로 취득하고 싶은 자격증이나 교육프로그램이 있는가?
봉사활동에서 어떤 경험을 쌓고 싶은가?

5. 현실적인 계획을 세우기 위한 질문

내가 관심있는 분야에서 일하려면 어떤 경로(학위, 자격증, 경험 등)을 따라야 할까?
간호학 전공 후 취업시장에서의 경쟁력을 키우기 위해 어떤 준비를 해야 할까?
졸업 후 바로 병원취업을 원하는가? 아니면 병원 외 분야를 고려하는가?
현직 간호사나 선배들에게 어떤 질문을 통해 도움을 받을 수 있을까?

6. 네트워킹과 리소스를 활용하기 위한 질문

내가 관심있는 분야의 전문가를 만나거나 네트워킹할 기회가 있는가?
학교나 지역사회에서 제공하는 진로 관련 프로그램은 무엇이 있으며 그 프로그램에 참여할 계획이 있는가?
어떤 책, 강연, 세미나가 나의 지로 탐색에 도움을 줄 수 있을까?
진로에 대해 상담할 멘토를 찾으려면 어디에서 시작해야 할까?

7. 결정을 내리기 위한 질문

나의 현재 선택이 나의 가치관, 강점, 목표와 일치하는가?
만약 현재의 선택이 맞지 않는다면, 어떤 대안을 찾을 수 있을까?
내가 선택한 진로가 나에게 어떤 장점과 단점을 제공할 수 있을까?
진로선택에 있어서 가장 큰 고민이나 두려움은 무엇이며 이를 해결하기 위한 방법은 무엇인가?

※ 구체적인 취업 관련 정보들을 확인해보고 나의 진로를 계획해 보고 입사지원서와 자기소개서를 작성해보자.

나의 진로

<table>
<tr><td colspan="2">성명:</td><td>학번:</td><td></td></tr>
<tr><td colspan="4">병원근무 시 희망부서: (희망부서에 O 표)
응급실, 중환자실, 수술실, 내과병동, 외과병동, 소아과병동, 정신과병동, 정형외과 병동, 신경외과 병동, 암 병동, 화상센터, 종합검진센터, 분만실, 신생아실, 산부인과병동, 피부/안/이비인후과 병동</td></tr>
<tr><td rowspan="6">졸업
직 후

나의
진로</td><td colspan="3">근무 희망 기관명:</td></tr>
<tr><td colspan="3">지원 자격(요건):
①
②
③
④
⑤</td></tr>
<tr><td colspan="3">지원 자격 중 향후 내가 갖춰야 할 요건(지금 나에게 없는 요건)</td></tr>
<tr><td>무엇?</td><td>어떻게?</td><td>언제까지?</td></tr>
<tr><td></td><td></td><td></td></tr>
<tr><td colspan="3">내가 희망하는 부서 구성원으로서의 요구되는 핵심역량:</td></tr>
<tr><td rowspan="3">5년
(O년)
후
나의
진로</td><td colspan="3">근무희망기관명:</td></tr>
<tr><td colspan="3">지원 자격(요건):</td></tr>
<tr><td colspan="3">이직하려는 이유?</td></tr>
</table>

나의 미래 이력서

<table>
<tr><td rowspan="4">사진
(반명함판
3×4 cm)</td><td rowspan="3">성명</td><td colspan="2">(한글)</td><td>근무희망부서</td></tr>
<tr><td colspan="2">(영문)</td><td>1.</td></tr>
<tr><td colspan="2">(한자)</td><td>2.</td></tr>
<tr><td>생년월일</td><td></td><td>종교</td><td></td></tr>
</table>

<table>
<tr><td>현주소</td><td colspan="5">□□□□□</td></tr>
<tr><td>E-mail</td><td colspan="2"></td><td>연락처</td><td colspan="2"></td></tr>
<tr><td>취미</td><td></td><td>특기</td><td colspan="3"></td></tr>
</table>

자격 · 면허 사항	자격 · 면허명	인증번호	취득일자	검정기관

해외경험	목적	국가	체류기간	체류기간

외국어	외국어 분야	공인점수	회화능력	작문능력	독해능력
			상 중 하	상 중 하	상 중 하

동아리 활동 / 봉사활동	동아리 명/봉사단체명	활동기간	분야(종교, 봉사, 어학 등 자세하게)		담당 주업무

자기소개서

성장과정에서 본인에게 가장 큰 영향을 끼친 사건은?	
자신의 강점/약점을 소개해보세요.	
그동안 성취(성공)의 경험에서 느꼈던 자신의 생각은?	
그동안 실패경험을 통해 배운점은?	
간호사로서 가장 의미있다고 생각되는 단어는 무엇이며, 왜 그렇습니까?	
본인이 생각하는 간호사 상(像)은 무엇입니까?	

※ 상기의 기재내용은 사실과 다름없이 본인이 작성하였음

작성일자 : 작성자 : ㊞

팀원들과 나눠볼까요

내가 가고 싶은! 내가 가야 할! 최초의 간호 현장을 떠올려보고 나의 명함을 만들어 보자

가톨릭대학교 가톨릭중앙의료원 간호사 ____________ 서울특별시 서초구 반포대로 222 가톨릭대학교 가톨릭중앙의료원	국립암센터 NATIONAL CANCER CENTER 간호사 ____________ 경기도 고양시 일산동구 일산로 323 (마두1동 809번지)
조선대학교병원 CHOSUN UNIVERSITY HOSPITAL 간호사 ____________ 광주광역시 동구 필문대로 365 조선대학교병원	인하대병원 간호사 ____________ 인천광역시 중구 인항로 27 인하대병원
KU MEDICINE 고려대학교안암병원 KOREA UNIVERSITY ANAM HOSPITAL 간호사 ____________ 서울시 성북구 고려대로 73(안암동5가)	보훈공단 광주보훈병원 간호사 ____________ 광주광역시 광산구 첨단월봉로 99 광주보훈병원
전북대학교병원 JEONBUK NATIONAL UNIVERSITY HOSPITAL 간호사 ____________ 전라북도 전주시 덕진구 건지로 20 전북대학교병원	전남대학교병원 간호사 ____________ 광주광역시 동구 제봉로 42 전남대학교병원
SNUH 서울대학교병원 간호사 ____________ 서울특별시 종로구 대학로 101(연건동 28) 서울대학교병원	세브란스병원 SEVERANCE HOSPITAL 간호사 ____________ 서울특별시 서대문구 연세로 50-1

MEMO

10 간호사 이미지 메이킹

우리 사회는 혼자만이 사는 공간이 아닌 만큼 서로 양보하고 상대방을 존중하며 살아가야 한다. 다양한 인간관계 속에서 다른 사람의 인격을 존중하는 마음의 표현은 사람에 따라, 그리고 시대와 상황에 따라서 다를 수 있다. 예절에 대한 개념은 항상 변화될 수 있으며, 서로 다른 풍습과 문화에서는 다르게 받아들여지기도한다.

상대를 향한 아름답고 따뜻한 마음의 표현은 그 형식이나 표현방식이 달라도 전하고자 하는 마음을 진실하게 담으면 크게 어긋남이 없다.

그러나 예절(禮節)을 알고 있어도 행하지 않으면 소용이 없으며 행동으로 자연스레 표현되어야 상대에게 전하고자 하는 마음이 제대로 전달될 수 있다.

예절(禮節). 매너(Manner). 에티켓(Etiquette)은 다른 표현으로 사용되고 있지만 그 전달하고자 하는 의미는 인간존중과 상대에 대한 배려라는 의미에서는 같다고 볼 수 있다.

예절이란 예의범절의 준말로 예의(禮意)는 다른 사람의 인격을 존중하고 경의(敬意)를 표하는 정신이며, 범절(凡節)은 일의 순서나 절차를 나타내는 말이다. 즉, 예의범절(禮儀凡節)이란 상대방을 존중하는 마음을 적절한 형식으로 표현하는 것으로써 정신적인 면과 형식적인 면이 결합되어야 비로소 예절이 된다. '예의 바르다, 또는 바르지 못하다'라고 표현된다. 에티켓(Etiquette)은 서양 사람들 사이에 합리적인 행동기준을 가리키는 용어로써 '에티켓이 있다.' '에티켓이 없다.'라고 표현되며, 예절과 에티켓은 말하지 않아도 당연히 알아야 할 상식과 반드시 지켜야 하는 의무사항이라고 할 수 있는 반면, 매너(Manner)는 사람에 따라 다르게 표현되는 독특한 행동방식으로 '매너가 좋다' '매너가 나쁘다'라고 표현된다.

이미지란, 상(象), 표상(表象), 심상(心象)등의 뜻을 가지고 있다. 이것은 가시적인 형태나 움직임 등 대상으로부터 느끼는 분위기, 감각, 연상 등의 총체적인 개념으로 표현할 수 있으며 인간의 지각에 의해 형성되는 것이다. 인간이 자극을 받아 들여서 뇌 속의 이미지들과 결합과정을 거쳐 새로운 의미를 가지게 되는 과정을 지각화 과정이라고 하는데 이때 부여된 의미를 이미지라고 할 수 있다. 개인이 가진 이미지는 현대를 살아감에 있어 매우 중요한 것으로 자신의 이미지를 유리하게 전달하여 남에게 인정받음으로써 성공하는 시대가 되었다. 각 사람의 외모를 보고 판단할 수 없다고 하지만, 현대를 살아가는 현대인들은 현실적으로 이미지가 실제보다 강하게 작용하는 경우가 많음은 우리가 인정하는 사실이다. 첫인상을 결정짓는 시간은 짧게는 3초 길게는 15초가 걸린다고 한다. 하지만 정해진 이론의 시간보다 더 짧은 시간 안에 첫인상이 결정지어진다는 것을 우리는 수많은 인간관계의 만남을 통해 느꼈을 것이다.

이미지 메이킹(Image making)이란, 자신의 이미지를 타인으로 하여금 좋은 이미지로 전달할 수 있도록 만드는 것이다. 자신이 가지고 있는 본질을 잘 나타내는 방법을 찾아서 표현하고자 하는 것이지, 잘못되고 추한 것을 덮어서 보기 좋도록 포장하는 것과는 의미가 다르다. 즉, 다양한 인간관계에서 자신의 인상형성에 중요한 역할을 하는 의복과 메이크업, 헤어스타일은 물론이고 표정, 말씨, 매너, 행동 등을 잘 컨트롤하여 타인으로 하여금 좋은 이미지를 갖도록 하고자 하는 것이다. 이렇게 함으로써 개인에게 잠재된 아름다움과 능력을 개발하여 자신의 최상의 모습을 갖춤으로써 사회에서 필요한 한 사람으로 인정받고자 하는 것이다.

특히 간호사는 환자와의 만남이라는 특정한 상황에서 환자들이 간호사 자신에게 가져주기를 바라는 이미지가 있다. 간호사와 환자(또는 보호자)의 관계에서 환자들이 간호사에 대한 지각과 환자에게 보여지는 간호사 자신의 이미지가 합쳐져서 상황적인 자아 이미지를 형성하므로, 그 상황에 맞는 이미지를 갖기 위해서 지속적으로 노력해야 한다. 예를 들어 응급실간호사라면 환자들로 하여금 신뢰할 수 있고 신속 정확한 간호를 제공받을 수 있을 것이라는 자아 이미지를 원한다. 병동 간호사라면 따뜻하고 친절한 자아 이미지를 원하게 된다. 임상의 학생간호사 역시 건강한 대상자들과의 만남이 아니기에 좀 더 많은 노력과 세심한 배려를 필요로 한다. 이미지는 단 번에 형성되지만 꾸준히 노력하면 자신이 희망하는 이미지를 만들 수 있다. 학생간호사로서 내가 다듬어야 할 나의 이미지를 확인해보자.

1 신뢰를 형성하는 학생간호사의 표정관리와 자세

1) 표정은 첫인상(First impressions)을 좌우한다.

사람의 얼굴에는 약 80여개의 근육이 있어 7,000가지 이상의 표정을 만들 수 있다. 얼굴 표정은 커뮤니케이션의 중요 수단이다. 내가 다른 사람을 행해 보이는 표정은 상대방에 대한 나의 마음을 나타내므로 나에 대한 첫인상을 좌우하는 중요한 요소가 된다. 속담에 '미운 놈 고운데 없고, 고운 놈 미운데 없다.'는 말이 있는데 첫인상이 상대방의 평가에 크게 작용한다는 것을 암시한다. 첫인상은 정말 중요하다. 좋은 첫인

상을 심어주는 3단계 '눈미소'를 기억하자

1단계는 부드러운 눈으로 상대방과 눈을 맞춘다(Eye contact). 2단계는 환영의 미소를 띤다. 환영의 미소란 '당신을 돕겠습니다, 환영합니다. 호감을 갖고 있습니다.'라는 표현이자 증거를 의미한다. 마지막 3단계는 따뜻한 말 한마디를 건네는 것이다. "안녕하세요? 간호학과 1학년 OOO입니다."

2) 미소 띤 표정이 좋은 첫인상을 심는다.

미소는 진심으로 자연스럽고 부드럽게 상황에 어울리도록 짓는다. 바람직하지 못한 표정은 무표정, 미간에 주름을 세우는 표정, 입술을 꽉 다문 표정이다. 잠을 설치고 새벽부터 실습에 임하였을 경우 대상자에게 다가가는 표정은 피곤하여 무표정일 경우가 있다. 대부분의 무표정은 상대방이 인간미를 못 느끼고 자칫 불친절한 이미지를 낳게 된다. 미간에 주름을 세우거나 입술을 꽉 다문 표정은 여러분이 임상실습 시 간호학적 내용을 잘 모르거나 당황했을 때 자신의 마음을 감추기 위해 또는 '내가 너무 모르고 있구나, 제대로 공부해야겠다'고 다짐했을 때 나타나는 표정이기도 하다. 그렇지만 환자나 보호자, 임상실습지도자는 그런 표정을 짓고 있는 여러분을 통해 "나에게 말 시키지 마세요!"라는 부정적인 인상만 받을 수 있다는 것을 명심하자.

3) 퍼스트 액션(First action)은 적극성을 돋보이게 한다.

실습 시 퍼스트 액션은 '일어서서 얼굴펴기'다. 병원이나 보건소 등에서 실습을 할때 간호사 선생님이 의자에 앉도록 권한다. 실습 첫날은 앉아 있다가도 누군가 학생앞으로 다가오면 바로 일어선다. 그런데 다음 차시 실습이거나 2학기 실습을 진행될수록 계속 앉아서 실습하려고 하는 경향이 많아진다. 자꾸 일어서는 것이 귀찮기도 하고 간호사 선생님들은 매우 바쁘지만 학생간호사는 특별히 할 것이 없을때가 많기 때문이다. 그렇다고 환자나 민원인이 다가오는데도 내 일이 아닌것처럼 의자에 계속 앉아있으면 그것처럼 게으르고 무책임해보이는것이 없다. 실습가운을 입고 있으므로 어느 누가 보더라도 내부인으로 보인다. 그러므로 실습 중 환자나 민원인을 맞이 할때는 자리에서 벌떡 일어서서 맞이해야 한다. 또한 간호사 선생님이 실습 중 지시하는 것이 있다면 곧바로 왼손에 수첩, 오른손엔 볼펜을 쥐고 메모하거나, 상체를 약 5°도 기울여 집중 관찰하려는 모습은 학생간호사의 준비된 자세로 적극성을 확인하게 된다. 물론 가장 기본적이며 중요한 퍼스트 액션은 실습현장에 지각하지 않는 것이다. 실습복을 단정하고 청결하게 갖춰 입고 또랑또랑한 표정으로 "안녕하십니까?"먼저 인사하며 실습시작 10분전에 간호사스테이션에 들어서는 여러분을 보노라면 학생간호사를 맞이하는 현장 지도자들이 미소를 지을 것이다.

4) 실습 시 준비물품, 메이크업

간호실습복은 병원내에서만 착용하는 실습복장이다. 병원 밖으로 가운을 입고 나간다는 것은 감염관리 차원에서도 있어서는 안될 일이다. 병원에서 지정된 탈의실에서 실습복과 일상복을 탈의하고 실습준비물품을 챙겨 실습부서로 이동한다. 그외 준비할 물품은 명찰, 손목 초침시계, 검정/빨강색 볼펜, 세로형 기자

수첩이다. 병동 임상실습지도자의 오리엔테이션 시 적극적으로 메모하고 궁금한 것은 바로 질문하여 확인하도록 한다.

어떤 학생은 너무 진한 향수를 뿌려 임상실습지도자의 지적을 받기도 한다. 본인은 향수를 뿌리지 않았다고 하지만, 최근 샴푸나 바디워시, 핸드크림, 색조화장품이 진한 향기를 갖고 있어 그런 오해를 받을 수도 있다. 그러므로 실습 동안에는 진한 향기 나는 물품을 지양 한다. 향기가 진하면 환자에게 역효과를 주게 된다. 오심/구토가 있는 환자는 여러분이 활력징후 측정을 위해 다가가기만 해도 토하게 될지도 모른다. 생각해보라~ 환자를 간호하기 위해 실습에 임하러 갔는가? 아니면 병원에 입원 중인 환자들이 어떤 모습인지 확인하러 갔는가? 실습 중 포커스는 여러분이 맡게 될 환자여야 한다.

또 하나! 최근엔 안경대신 렌즈착용을 많이 하는데 색깔렌즈 착용은 지양하도록 한다. 물론 어떤 대학병원의 경우 실습학생에게 써클렌즈 착용을 처음부터 금하기도 하지만 금하지 않았다고 해서 착용하는 것은 자제하도록 한다. 환자들이 실습중인 여러분을 바라볼 때는 대부분 침상에 누워서 바라보게 되는 경우가 많다. 그런데 색깔렌즈를 착용하는 여러분의 눈이 공포스럽게 보이기도 한다는 것이다. 실습 중일지라도 '나는 학생이다'라는 생각보다는 '나는 간호사이다'라는 마음자세로 임하는 것이 현명하다.

남학생의 경우라면 머리카락과 코 털 정리는 필수이다. 가끔 실습 지도를 갔을 때 부스스한 모습을 보게 되는 경우가 있다. 본인의 의지와는 상관없이 면도를 하지 않았거나 코털이 밖으로 삐져나왔을 경우 환자에게 불결감을 주게 된다는 것을 기억하자. 현장은 청결감으로 감염관리를 우선으로 하는 곳이다.

2 임상 실습 중 학생간호사로의 기본적인 매너

1) 마음을 가다듬기 위한 지름길은 바른 자세가 우선적이다.

사람은 걷는 모습만으로도 그 사람의 내면을 느낄 수 있게 한다. 한 간호사가 얼굴을 똑바로 들고 등을 곧게 편 채 빠른 걸음으로 복도를 걸어가는 모습에서 잠시도 한눈을 팔지 않는 다부진 마음을 느끼고서 병원의 이미지까지 달라보이던 경우가 있다.

그런가하면 손을 실습 가운 주머니에 찔러 넣고 삼삼오오 터덜터덜 걸어가는 학생간호사라든가, 벽에 기대어 휴대폰을 조작하면서 엘리베이터를 기다리고 있는 학생간호사의 모습, 단화 형식의 간호화였음에도 뒤축을 샌들처럼 구겨 신고 활력징후 측정을 위해 저벅저벅 걸어오는 발자국 소리는 통증 있는 환자, 잠들기 위해 애쓰고 있는 환자의 신경을 건드리는 것은 물론 방문객의 입장에서도 그 학생간호사의 모습에서 뭔가가 흐트러져 있음을 느끼고 언짢은 기분이 들은 적도 있다. 임상실습 현장뿐 아니라 지역사회 실습현장에서도 마찬가지이다. 여름날이 가까워지면 보건소 주변에서 실습Lab 가운을 입고 삼삼오오 음료를 손을 들고 도로를 가로질러 오는 학생간호사들을 보곤 한다. 어느 대학 간호학생들인지 눈여겨봐질 뿐 아니라 눈살이 찌뿌려진다. 실습복장은 실습부서내에서만 허용되어지는 복장이다.

마음이 단정하면 외모도 단정해지는 것이지만, 마음을 단정히 해야겠다고 마음먹었다면 우선 무엇보다도 외모부터 단정히 해야 할 것이다. 옷매무새가 단정하게 되면 기분도 저절로 바짝 긴장감이 들게 되는 것이다. 일상생활에서도 물론이지만 특히 마음이 산란할 때, 지쳤을 때 등은 의식적으로 가슴을 활짝 펴 보도록 노력한다.

2) 환자를 앞지를 때는 직전 직후 감속과 가속이 필요하다.

간호사가 바람을 일으키며 곁을 스쳐 지나가는 바람에 보행 훈련을 하고 있던 환자가 크게 비틀거리는 일도 있다. 간호사는 분주한 직업적 성질로 인해 걸음이 빨라지거나 뛰어다닐 수도 있는데 그렇다고해서 복도에서 환자들을 추월해 갈 때 찬바람을 일으킬 정도로 앞질러 간다는 것은 단정치 못하는 일이다. 나름대로의 신중함과 배려가 필요하다. 실습 중인 학생간호사들 역시 세심한 주의가 필요하다.

먼저 복도에서 환자나 환자보호자를 앞지를 때는 그 전에 속도를 줄이도록 한다. 앞지르게 될 시점에 "실례합니다." 또는 "먼저 지나가겠습니다."라고 가벼운 인사를 한 후 앞지르고 난 다음에는 다시 속도를 낸다. 그것이 상대에 대한 예의이며 동시에 배려라 할 수 있다. 속도를 늦추고 가볍게 고개를 숙여 보이면서 지나쳐가는 그런 간호사, 학생간호사의 자연스러운 태도에 환자는 말로 할 수 없는 격려를 받게 될 것이다.

3) 인사는 상황에 따라서 세 가지 각도로 나누어 사용하는 것이 좋다.

인사는 감사나 사과 등 마음 내면을 태도로 나타내는 것으로 자신의 인격을 표현하는 최초의 행동이다. 또한 상대방의 마음을 열어주는 구체적인 표현이며 인간관계의 기본이 된다. 일부 간호사는 인사에 인색한데 고개만 까딱하고 앞으로 숙여 보이는 인사로는 마음이 전하여지지 않을 뿐만 아니라 오히려 딱딱한 인상을 주게 될지도 모른다.

인사는 우선 세 가지 각도가 있는데,

15도: 가벼운 인사

30도: 깍듯한 인사

45도: 가장 정중한 인사

이 세 가지 인사를 그때 그때의 상황에 따라서 나누어 사용하는 지혜를 가져야 할 것이다. 또 인사는 부드러운 표정으로 상체를 허리에서부터 굽히는 것이 원칙으로 노인처럼 등을 구부린다거나 고개만 까딱하는 듯한 태도를 보이지 않도록 주의한다.

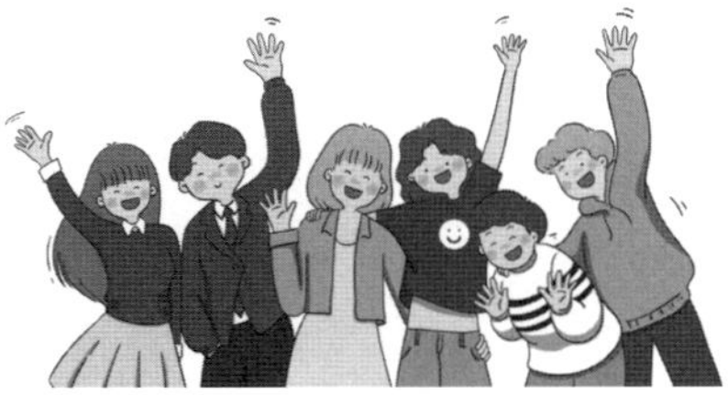

습관된 인사는

- 그늘진 성격을 밝게 해주고
- 소극적인 사람을 적극적으로
- 정적인 사람을 동적으로
- 우울한 사람을 명랑한 사람으로
- 꽉 막힌 듯한 사람을 탁 트인 사람으로 만들어 주는 힘을 가지고 있다.

그림 10-1 습관된 인사

시선은 자기의 발끝 1 미터 앞쯤에 두면 보기에도 매우 아름답다.

학생간호사로서 첫 실습이 시작되는 병동에서의 첫 인사는 30°

환자에게 잘못을 하여 사과를 해야 할 때는 45°

병실 방문 등은 15°로 인사한다.

4) 간호사는 언제나 올려다 보이고 있다는 인식하에 몸 단장을 한다.

어떤 간호사라도 환자로부터 상냥한 간호사, 신뢰받을 수 있는 간호사, 단정한 간호사로 보이고 싶을 것임에 틀림없다. 그러기 위해서 화장도 산뜻하게, 환자에게 불쾌함을 주지 않을 정도의 저자극적인 향수를 사용하고 깔끔한 헤어스타일로 관리한다. 특히 간호사는 밑에서 올려다보게 되는 수가 많으므로 그런 환자의 시점에 서서 차림새를 단정히 하도록 한다면 환자에게 불결한 인상을 주지 않을 수 있다.

가령 남자 학생간호사의 경우 정면으로 거울을 향해 있을 때는 코털이 길게 자라 있는 것이 눈에 띄지 않지만, 올려다보게 되어 있는 환자의 눈에는 그것이 뚜렷이 들여다보인다. 큰 눈으로 매력적으로 보이기 위해 착용하는 서클렌즈의 경우에도 검은 눈동자가 너무 크고 불투명하여 자칫 공포에 가까운 이미지가 연출되는 경우도 있다. 학생간호사의 경우 실습 중 빈번하게 침상정리와 활력징후 측정을 위하여 몸을 숙이는 일이 많기 때문에 옷자락이 특히 더러워지는 경우가 많다. 또한 실습가운의 옷단에 실밥이 풀려 있을 때라도 다른 옷에 비해 한층 더 불결한 느낌이 강해지면서 아름다움을 잃게 되는 것이다. 여름이 다가올수록 실습가운위로 가디건을 착용하지 않음에 따라 속옷(브래지어)이 적나라하게 비쳐지는 경우도 있다. 여학생의 경우라면 실습가운속에 입게 될 상의 속옷도 빠트리지 않고 챙길 수 있어야 한다. 또한 지속적으로 누워있는 환자가 볼 때 학생간호사의 길게 길러진 뾰족한 손톱만큼 위험한 것도 없다. 간호사뿐 아니라 학생간호사 역시 끊임없이 환자의 몸에 접촉하는데 잘못해서 손톱으로 환자에게 상처를 입혔다면, 웃어넘길 이야기도 못 된다. 손의 멋은 환자의 눈에 비쳐지는 것이 아니라, 환자의 몸을 생각해 주는데 있으므로 학생간호사는 자기 눈에 보이지 않더라도 환자의 눈에는 포착되어질만한 몸 단장을 위해 언제나 주의를 기울인다.

5) 제대로 결과보고가 되지 않은 일은 윗사람에게 그 업무는 여전히 진행 중이다.

신규간호사들이나 학생간호사들에게서 흔히 볼 수 있는 일인데, 수간호사나 해당근무 책임간호사들로부터 지시 받은 일을 제대로 처리하고도 결과보고를 하지 않으면 윗사람들은 여전히 그 업무가 진행 중으로 알거나, 다시 한 번 업무가 처리되었는지 재확인을 하게 되는 경우가 있다. “300호실 김OO님 입원하게 됩니다. Bed making 해 주세요! 라고 지시했는데 “300호실 김OO님 입원침상 Bed making했습니다”라는 결과보고가 없다면 지시한 측에서는 일을 끝낸 것으로 여겨지기란 어렵기 때문이다. 언제나 많은 지시를 하면서도 늘 바쁜 입장에 있기 때문에 지시한 일에 대한 결과를 스스로 확인하고 돌아다닐 겨를이 없기 때문에 당연히 지시를 받고 실행한 사람의 보고를 기대하게 되는 것이다. 그 보고에 의해 윗사람은 자기가 지시한 일이 틀림없이 실행되었다는 것을 알게 되고, 또 새로운 지시를 내릴 수 있게 되는 것이다. 따라서 지시받은 일에 대해서는 반드시 보고하는 것을 습관화하여야 할 뿐 아니라 경우에 따라서는 중간보고가 필요한 경우가 있음을 명심해야 할 것이다.

“310호실 이OO님 활력징후 측정을 위해 병실 방문하였으나, 환자가 침상에 안계셔서 측정을 못했습니다. 돌아오는 대로 측정하여 보고하겠습니다.”

6) 꾸중 들을 때도 꾸중 듣는 바른 태도가 있다.

간호사라고 하면 업무도중 수간호사(부서 팀장)나 윗년차 선배간호사로부터 호되게 주의를 받거나 꾸중들을 일을 피할 수가 없을 것이다. 간호하는 일이 생명과 직접 연관이 있기에 다른 어떤 일보다도 허술히 해서는 안 될 일이라고 한다면, 다른 직종보다 오히려 주의를 받거나 꾸중을 듣게 되는 일이 많은 것이 당연한지도 모른다. 방향을 바꾸어 생각해보면 꾸중을 한다는 것은 환자를 소중하게 생각하는 마음, 간호사에 대한 기대와 애정에서 나온다. 그렇다면 꾸중을 받는 쪽에서도 그런 마음에 답하는 태도가 있을 것이다.

관찰위주의 실습이 많은 학생간호사때보다는 직접적으로 간호를 제공하게 되는 신규간호사 때 꾸중들을 일이 빈번할 것이다. 업무가 능숙하지도 못하면서 꾸중을 듣고 불만스러운 표정을 하고 있다면 가장 나쁜 매너라 할 수 있다. 적어도 꾸짖는 상대의 기분에 답하고자 한다면 상대의 말에 다소곳이 귀 기울이도록 한다. 게다가 상대는 그 일에 대해 신경을 쓰고 있을테니까 다음날이라도 어떻게 반성하고 있는지를 고한다. 그렇게만 할 수 있다면 베테랑 간호사로서 한 걸음 가까이 다가가는 것임에 틀림없다.

선배간호사로부터 꾸중듣게 되는 경우뿐 아니라 환자나 보호자로부터 해당 병동이나 병원의 불만을 듣게 되는 경우가 있을 수 있다. 그 일은 내가 하지 않은 일이라는 태도를 취한다거나 행정 책임자인 수간호사나 병원장을 찾아가야 한다는 식의 태도는 슬기롭지 못하다. 내가 하지 않은 일로 환자나 보호자가 불만을 토로한다 할지라도 온화한 표정으로 바른 자세로 서서 공수자세를 취하여 끝까지 듣도록 한다. 간혹 환자의 불만을 들어주는 것만으로도 해결되는 경우가 있다. 만일, 환자나 보호자가 불만을 토로한 내용이 결과보고를 필요로 한다면 누구에게 보고했으며 결과는 언제 알 수 있을 것이라는 중간보고를 해야할 수 도 있다.

7) 실습가운을 아름답고 청결하게 입으려면 옷자락 부분에 주의한다.

간호사의 유니폼은 언제나 청결함이 감돌도록, 깨끗하게 입어야 할 것이다. 그런데 또 간호사의 유니폼만큼 조금만 더러워져도 그것이 두드러져 보이는 옷도 드물 것이다.

간호사의 유니폼에 얼룩이 묻어 있는 것처럼 환멸을 느끼게 하는 것도 없다. 또 유니폼의 옷단에 실밥이 풀려 있을 때라도 다른 옷에 비해 한층 더 불결한 느낌이 강해지면서 아름다움을 잃게 되는 것이다.

때, 얼룩이 묻어 있거나 찢어져 있는 유니폼을 입지 않도록 함은 물론이거니와 백의에 프라이드를 갖고 있는 한, 유니폼은 머리에서 발끝까지 세심한 주의를 기울여 입는다. 간호사는 작업상 몸을 숙이는 일이 많기 때문에 옷자락이 특히 더러워지는 수가 많다. 옷자락이 더러워졌다 싶으면 즉시 세탁된 깨끗한 가운으로 갈아입는다. 그런 마음가짐만 있으면 간호사 유니폼은 간호사 개인의 옷장에 항상 여벌의 유니폼을 준비해 두는 것이 좋겠다.

학생의 경우 실습가운을 2학년에 맞췄다가 3~4학년 임상실습 중 착용한다. 맞출때보다 체중이 증가했거나 개인적으로 타이트한 스타일이 좋아서 실습복을 줄일경우 실습 중 당혹스러운일이 발생할 수도 있다. 실습복은 실습 시 불편함이 없도록 조금 넉넉한 사이즈로 입는다.

8) 향수의 멋은 소극적으로 즐기는 것이 중요하다.

향기를 중요시하는 마음은 매우 중요하다고 생각하는데 그것도 간호사가 지나간 뒤에 은은한 향기가 느껴질 정도로만 억제해 두고 싶은 것이다.

너무 진한 향기는 아픈 환자에게는 자극이 너무 강한 것이다. 또 향기의 기호는 사람에 따라서 제 각각이다. 자신이 좋아하는 향기를 반드시 환자가 좋아한다고도 할 수 없다. 그 향기가 싫어서 참을 수가 없다고 한다면 환자에게는 불쾌하고 고통스런 느낌으로 기억되어질게 틀림없다. 특히 오심이나 구토 등 소화기계 질환으로 힘들어하는 환자에게는 비누향기만으로도 힘들어질 수 도 있다. 향수는 뿌린 당사자에게는 별로 향기가 느껴지지 않기 때문에 자칫하면 향기의 농도가 진해지기 쉽다. 그러므로 의식적으로 환자를 배려할 수 있어야 한다. 향수 뿐 아니라 샴푸나 샤워 젤의 경우도 강한 향기라면 환자에게 영향을 미칠 수 있다는 것을 기억하자

9) 간호사는 적어도 세 개의 눈을 가져야 한다.

환자의 하소연을 듣게 될 때에 '아아, 늘 하는 소리를 또 시작했구나.'라고 생각될 때도 있다. 습관이라는 것은 무서운 것으로 그와 같이 생각했을 때 사람의 감성은 둔해져서 간호사로서의 올바른 자세를 잃게 되는 수가 많은 것이다. '왜', '어째서'하고 그 일의 의미를 파악하다보면 그것이 쇼크(Shock)의 전구 증상이었다는 것을 깨닫고 필요한 응급처치를 취할 수도 있었을 것이다.

간호사는 언제 어떤 때라도 세 개의 눈을 갖고 있지 않으면 안 된다고 생각한다.

첫째 놓치지 않는 눈(eye)

둘째 꿰뚫어 보는 눈(eye)

셋째 통찰하는 눈(eye) 이다.

그 눈을 언제나 잊지 않고서 늘 빛내고 있다보면 간호 기록을 보다가도 “아니, 이거 이상한데...”하고 뭔가를 깨닫게 되는 수도 적지 않을 것이다. 반드시 이 세 가지 눈을 잊지 않고 간직하자.

10) 간호사는 환자의 말 없는 물음에도 답할 수 있어야 한다.

환자는 자기 마음의 움직임까지 전부 말로 나타내고 있는 것이 아니다. 오히려 건강한 사람 이상으로 마음이 편치 못하거나 불안한 환자는 말보다는 표정이나 태도로 그 불안한 마음을 드러내고 있다.

환자의 보호자로 와 있는 가족들이라면 환자의 미미한 눈짓만으로도, “몸의 방향을 바꿔 줄까요?” “물을 드릴까요?”하는 식으로 물어 보아 그 기분을 알아차리도록 하고 있지만, 간호사라면 이와 같은 말로는 나타나지 않는 환자의 표현에 더욱 세심한 주의를 기울여야 할 필요가 있는 것이다. 그런 마음의 자세가 평소부터 갖춰져 있는 사람이라면, 가령 수액세트를 갖고 갔을 때 간호사를 올려다보는 환자의 눈빛으로부터 환자의 정신적인 고통을 읽어내고 “오늘은 이거 하나면 되니까 점심식사이후에는 홀가분하실 거예요~”하고 한마디 덧붙여 주는 것만으로도 한 결 위로가 되어 준 셈이다. 그렇게 되기 위해서는 끊임없이 이해하고자 노력하는 눈을 갖고 관찰하도록 하자.

“혹시 더 필요한 간호가 있으십니까?”

11) 환자 곁에서 동료들과 귓속말을 하지 않는다.

환자곁에서 의사가 다른 간호사와 소곤거리며 귓속말을 나눈다는 것은 의료진에게는 아무 일도 아닐지 모르지만 환자에게만큼은 싫은 일도 없는 것이다.

소근 소근 얘기를 하는 것의 이면에는 ‘비밀’이라는 뉘앙스가 숨어 있다. 병원에서의 비밀이라는 것은 어쨌든 좋지 않은 사태를 의미하는 경우가 강한 것이다. 말하고 있는 내용이 환자와는 전혀 무관한 것이라 할지라도 가뜩이나 불안을 감추고 병과 싸우고 있는 환자 쪽은 더욱더 불안이 커져 갈 수 밖에 없다. 더욱이 ‘비밀’을 갖는다는 것은 당사자끼리의 ‘연대감’과는 달리, 그 밖의 사람에게는 ‘소외감’을 느끼게 만들어 버린다. 소외감은 즉 불신감으로 연결된다. 간호, 의료에 있어서 가장 중요한 신뢰감이 환자와의 사이에서 단절될 우려가 있을 수 있다. 환자 옆에서는 간호학생들도 실습 중 동료들과도 절대로 귓속말을 하지 않도록 한다.

12) 설명과 이해는 결코 같지 않다는 것을 알아두면 오해를 피할 수 있다.

“소변 좀 받아 주세요”라고 말하고 간호사가 잠시 나갔다가 들어오니까 환자가 컵에 철철 넘치도록 소변을 받아 놓았다는 얘기가 있다. 몇 년 전 사례이지만 노령의 남자환자가 수면위내시경검사를 위해 방문하여 내시경을 위(stomach)에 삽입했으나 검사를 전혀 하지 못하고 검사비만 낭비하는 경우가 있었다. 위내

시경검사를 예약하러 왔을 때 간호사가 노령의 남자환자(할아버지)에게 '금식'에 대해 설명했지만 보호자(할머니)는 금식이라는 개념을 국물이 있는 밥을 먹지 않는 것으로 이해하고 검사당일 아침 할아버지가 검사를 위해 기다리는 동안 힘들 거라며 우유와 빵을 드실 수 있도록 한 것이다. 위에 내용물이 남아있었기에 아무리 수면상태라 할 지라도 내시경검사를 할 수 없었던 것이다. 간호사나 학생간호사가 환자에게 뭔가를 얘기하고 충분히 설명했다고 해서 그것이 환자에게 제대로 전달되었다고는 볼 수 없다. 설명이란 의료진 쪽에서 한 것이며, 이해란 상대방(대부분 환자)의 역량에 달린 일이기 때문이다.

아무리 간호사가 열심히 설명했어도 환자에게 의문이나 부족함이 남게 되는 일은 가끔 있는 일이다. 그런데도 설명했으니까 당연히 알아들었을 테지, 하고 단정하지 않도록 한다. 설명을 한 다음에 중요한 것은 이해한 내용에 대해 질문 받도록 하는 것이다. 수술을 앞둔 환자에게 아무리 수술이 무섭지 않다는것을 설명해봐야 불안하다고 생각되는 질문을 받아 주지 않는 한은 이해할 수 없다. 중요한 것은 이해란, 환자가 하는 것이라는 자각을 확실히 기억하도록 노력한다.

13) 두 환자로부터 동시에 뭔가를 부탁받았을 때는 왜 그 사람을 먼저 하는지 설명한다.

간호사나 간호학생이 병실에 갔을 때 몇 명의 환자들이 동시에 뭔가를 부탁해 오는 일은 흔히 있는 일이다. 그럴 때는 환자를 평등하게 대해야 한다는 입장이기에 누구를 먼저 해야 할지 곤란할 때도 있다.

일반적으로는 조금이라도 먼저 신청한 사람의 말부터 들어주는 것이 원칙이며, 병원에서는 우선 무엇보다도 환자의 병상과 용건을 결부시켜 생각해서 순서를 정하도록 한다. 그 때 중요한 것은 다른 환자에게 어째서 그 사람을 먼저 하는 것인지 이해할 수 있도록 설명을 해 둘 일이다. 그렇게 하지 않으면 다른 환자에게 자기는 경시 당하고 있다는 기분을 주게 되어 묘한 분위기로 만들게 된다. 환자는 자기중심인 경향이 강한 만큼 평등을 불평등하게 인식하는 일이 없도록 주의한다.

14) 병실에서라도 인사나 노크도 없이 불쑥 들어가는 것은 실례이다.

남의 방에 들어갈 때는 노크를 하고 인사해야 하는 것이 상식이다. 병실은 환자에게는 생활하는 공간이며 자기가 머무르고 있는 방이므로 남에게 침해받고 싶지 않은 사생활 공간이기도 하다. 그러나 실제로는 간호사나 학생간호사가 처치 및 활력징후 측정을 위해서 병실을 빈번하게 드나들어야 하는 작업장이기도 하는 관계로 노크도 없이 '딸깍'하고 열고 들어가는 경우가 흔히 있는 일이다.

노크를 하게 되면 남에게 보이고 싶지 않은 모습으로 있던 환자라도 곧 몸가짐을 바로 할 수 가 있다. 그것은 1인실이든 다인실이든 마찬가지이다. 응급상황이 아니라면 병실에 들어 설 때는 언제나 노크와 인사를 앞세우도록 한다.

15) 깨끗한 린넨류라도 바닥에 두면 환자에게 불쾌감을 준다.

침상만들기(Bed making)를 하면서 린넨류를 교환할 때 어차피 더럽혀진 것이며 세탁할 것이니까 하는 생각에서 벗겨낸 것을 바닥에 던져놓는 학생간호사가 있다. 그러나 린넨류 중에는 상당히 지저분한 것도 있을 테고 또 그다지 지저분하지는 않더라도 직접 피부에 닿는 것인만큼 그 학생간호사의 행동은 환자의 눈에는 몹시 거칠어 보인다는 것을 알아야 한다.

뿐만이 아니라 린넨류가 놓였던 병실 바닥도 몹시 지저분한 느낌이 들어서 "여기로 오지 말걸..."하는 기분이 들게 된다. 즉 그 병실바닥으로부터 불결함이 풍겨오는것처럼 생각되는 것이다. 린넨류의 교환은 재빠르게 수행하면서도 교환한 것은 반드시 침상카트(또는 바구니)에 담아 가지고 나오는 습관을 들이도록 노력한다.

16) 이야기를 끌어내려면 세 가지 맞장구치는 법을 활용한다.

상대의 이야기를 더욱 느낌이 좋게 효과적으로 듣기 위해서는 맞장구쳐 주는 것을 잊어서는 안 된다. 효과적인 맞장구에 상대방은 마음 속 깊은 이야기라도 하고 싶은 의욕을 갖게 될 것이다.

상대방에게 기분 좋게 얘기를 꺼내게 하기 위한 맞장구에는 다음 세 가지의 종류가 있다.

첫째 수용하는 맞장구

'과연', '맞아요'하는 것에서부터 '네~' '그래요~'하는 가벼운것 까지 갖가지이지만 상대의 입장이나 생각을 받아들여 환자나 보호자가 더욱 이야기할 의욕을 높인다.

둘째 요약하는 맞장구

이야기가 끊어지는데서 그때까지의 이야기를 요약해서 맞장구친다. 요약할 수 있을 정도로 진지하게 듣고 있다는 것의 확인과 내용에 대한 확인도 되는 것이다.

셋째, 발전 시켜주는 맞장구

"그래서?" "그 다음은 요~?" 하고 다음 말을 이어주는 형태나 질문을 더해서, 이야기를 더욱 깊게 발전시켜 가기 위한 맞장구이다.

17) 예술적 간호를 제공하기 위해서는

새끼를 낳아놓고서도 간혹 돌보지 않는 모성애 없는 이기적인 낙타가 있다. 새끼가 굶주려 죽게 생겼는데도 젖은 물론이고 가까이 오면 발로 차 얼씬도 못하게 한다. 그러면 결국 어미에게 버림받은 새끼 낙타는 불쌍하게도 죽고 만다.

이럴 때 몽골 사람들은 옛날부터 이런 매정한 어미를 다스리는 독특한 비방으로 어미 낙타에게 음악을 들려주는 것이다. 그들이 즐겨 사용하는 악기로 '마두금'이라는 현악기가 있는데 그것을 특별히 잘 연주하는 악사를 먼데까지 가서 초대해와서 낙타를 앞에 놓고 마을 사람들이 모여 연주회를 연다. 마두금 연주에 맞춰 그 마을에서 가장 연장자인 할머니가, 즉 자식 손자를 많이 키워본 여인이 자장가와 같이 다감다정하면서도 가슴을 울리는 구슬픈 사랑의 노래를 부른다. 그러면 마두금 연주와 할머니의 구슬픈 가락을 듣고 낙타의 눈에는 눈물방울이 흘러내린다. 그렇게 눈물을 흘린 낙타는 모성애를 되찾아 제 새끼에게 젖을 물리고 정을 들여 잘 키우게 된다.

감동이라는 말을 한자로 쓰면 감(感)은 느낀다는 뜻이고 동(動)은 움직인다는 글자이다. 감동(感動)을 글자 그대로 읽어보면 알 수 있듯이 사람도 동물도 느껴야 움직인다는 것이다. 이 감동을 주는 힘이 바로 예술이다. 마두금의 떨리는 선율과 할머니의 정감있는 노랫소리는 돌처럼 굳고 차가웠던 낙타의 가슴을 움직이는 따스한 바람이 되었다. 숨어있던 모정이 눈 부비며 깨어난 것이다.

왜 간호가 예술적 간호가 되어야 하는가? 어떤 간호사는 찬 바람이 쌩쌩부는 삭막한 사막지대와 같다고도 하고 어떤 간호사는 "당신 때문에 살았습니다"라는 고백을 환자로부터 듣기도 한다.

낙타의 눈물과 마두금의 음악-간호사가 누군가를 이끌어 가려면 감동을 주어야 한다. 영혼을 일깨워서 눈물을 솟아나게 해야 한다. 아무리 유창한 말솜씨로 환자를 교육한다할지라도 감동이 없으면 환자의 행동에는 변화가 없다. 환자의 자존감을 높이고 자가간호를 할 수 있도록 돕는 원동력은 환자가 간호사에게 느끼는 감동에 있다고 해도 과언이 아닐 것이다.

지금까지 임상 실습 중 학생간호사로의 기본적인 매너를 살펴보았다.

그렇다면,

내가 생각하는 간호(看護)의 개념을 어떻게 정립하여야 내면에서 자연스럽게 간호의 매너가 배어나오게 될까?

근무시간 중에 설사를 10번 이상하고 있는 환자에게 나는 시종일관 동일한

고 품질(高 品質)의 간호를 제공할 수 있을까?

팀원들과 나눠볼까요

내가 생각하는 간호(看護)의 개념은 무엇인가?

나이팅게일 선서

나는 일생을 의롭게 살며 전문 간호직에 최선을 다할 것을
하느님과 여러분 앞에 선서합니다.

나는 인간의 생명에 해로운 일은 어떤 상황에서도
하지 않겠습니다.

나는 간호의 수준을 높이기 위하여 전력을 다하겠으며,
간호하면서 알게 된 개인이나 가족의 사정은 비밀로 하겠습니다.

나는 성심으로 보건의료인과 협조하겠으며
나의 간호를 받는 사람들의 안녕을 위하여 헌신하겠습니다.

본 선서문은 히포크라테스 서약문을 일부 따른 것이며 나이팅게일을 기념하기 위해 그의 이름으로 바쳐진 것이다. 1893년 미국 미시간주 디트로이트시 Harper 병원 Farrana 간호학교 졸업식에서 처음으로 사용된 것이 사용되어 왔으나 각 간호교육기관에서 사용하고 있는 서약문이 통일되지 않아 사용 중인 서약문을 수집 분석하여 서약문을 '선서'로 하고 대표자회의(1988.1.22.)에서 통일번역문안을 마련, 제55회 정기 대의원총회(1988.2.12.)에서 확정했다.

Florence Nightingale Pledge

I solemnly pledge myself before God and in the presence of this assembly to pass my life in purity and to practice my profession faithfully.

I will abstain from whatever is deleterious and mischievous and will not take or knowingly administer any harmful drug.

I will do all in my power to elevate standard of my profession, and will hold in confidence all personal matters committed to my keeping, and all family affairs coming to my knowledge in the practice of my calling.

With loyalty will I endeavor to aid the physician in his work and devote myself to the welfare of those committed to my care.

한국간호사 윤리선언

제 정 2006. 2. 23
개 정 2014. 2. 19
개 정 2023. 2. 28

우리 간호사는 인간 생명을 존중하고 인권을 지킴으로써 국가와 인류 사회에 공헌하는 숭고한 사명을 부여받았다.

이에 우리는 국민의 건강 증진과 안녕 추구를 간호 전문직의 본분으로 삼고 이를 실천할 것을 다음과 같이 다짐한다.

우리는 어떤 상황에서도 간호 전문직으로서의 명예를 지키고 품위를 유지하며, 국민건강 지킴이의 역할에 최선을 다한다.

우리는 인간 생명에 영향을 줄 수 있는 첨단 의과학 기술을 포함한 생명 과학 기술을 적용하는 것에 대해 윤리적 판단을 견지하며, 부당하고 비윤리적인 의료 행위에는 참여하지 않는다.

우리는 간호의 질 향상을 위해 노력하고, 모든 보건 의료 종사자의 고유한 역할을 존중하며 국민건강을 위해 상호 협력한다.

우리는 이 다짐을 성실히 지킴으로써 간호 전문직으로서의 사회적 소명을 완수하기 위해 최선을 다할 것을 엄숙히 선언한다.

[한국간호사 윤리강령]

제 정 1972. 5. 12
개 정 1983. 7. 21
1995. 5. 25
2006. 2. 23
2013. 7. 23
2023. 2. 28

간호의 근본이념은 인간 생명을 존중하고 인권을 지키는 것이다.

간호사의 책무는 인간 생명의 시작부터 삶과 죽음의 전 과정에서 간호 대상자의 건강을 증진하고, 질병을 예방하며, 건강을 회복하고, 고통이 경감되도록 돌보는 것이다.

간호사는 간호 대상자의 자기결정권을 존중하고, 간호 대상자 스스로 건강을 증진하는 데 필요한 지식과 정보를 획득하여 최선의 결정을 할 수 있도록 돕는다.

이에 대한간호협회는 국민의 건강과 안녕에 이바지하는 전문직종사자로서 간호사의 위상과 긍지를 높이고, 윤리 의식의 제고와 사회적 책무를 다하기 위하여 이 윤리 강령을 제정한다.

Ⅰ. 간호사와 간호 대상자

1. 평등한 간호 제공

간호사는 간호 대상자의 국적, 인종, 종교, 사상, 연령, 성별, 정치적 · 사회적 · 경제적 지위, 성적 지향, 질병, 장애, 문화 등의 차이에 관계없이 평등하게 간호한다.

2. 개별적 요구 존중

간호사는 간호 대상자의 관습, 신념 및 가치관에 근거한 개인적 요구를 존중하여 간호하는 데 최선을 다한다.

3. 사생활 보호 및 비밀유지

간호사는 간호 대상자의 개인 건강 정보를 포함한 사생활을 보호하고, 비밀을 유지하며, 간호에 필요한 최소한의 정보 공유를 원칙으로 한다.

4. 알 권리 및 자기결정권 존중

간호사는 간호의 전 과정에 간호 대상자를 참여시키며, 충분한 정보 제공과 설명으로 간호 대상자가 스스로 의사 결정을 하도록 돕는다.

5. 취약한 간호 대상자 보호

간호사는 취약한 환경에 처해 있는 간호 대상자를 보호하고 돌본다.

6. 건강 환경 구현

간호사는 건강을 위협하는 사회적 유해 환경, 재해, 생태계의 오염으로부터 간호 대상자를 보호하고, 건강한 환경을 보전·유지하는 데 적극적으로 참여한다.

7. 인간의 존엄성 보호

간호사는 첨단 의과학 기술을 포함한 생명 과학 기술의 적용을 받는 간호 대상자를 돌볼 때 인간 생명의 존엄과 가치를 인식하고 간호 대상자를 보호한다.

Ⅱ. 전문인으로서 간호사의 의무

8. 간호 표준 준수

간호사는 모든 업무를 대한간호협회 간호 표준에 따라 수행하고 간호에 대한 자신의 판단과 행위에 책임을 진다.

9. 교육과 연구

간호사는 간호 수준의 향상과 근거 기반 실무를 위한 교육과 훈련에 참여하고, 간호 표준 개발 및 연구에 기여한다.

10. 정책 참여

간호사는 간호 전문직의 발전과 국민 건강 증진을 위해 간호 정책 및 관련 제도의 개선 활동에 적극적으로 참여한다.

11. 정의와 신뢰의 증진

간호사는 의료자원의 분배와 간호 활동에 형평성과 공정성을 유지함으로써 사회의 공동선과 신뢰를 증진하는 데에 기여한다.

12. 안전을 위한 간호

간호사는 간호의 전 과정에서 간호 대상자의 안전을 우선시 하며, 위험을 최소화하기 위한 조치를 취해야 한다.

13. 건강 및 품위 유지

간호사는 자신의 건강을 보호하고 전문인으로서의 긍지와 품위를 유지한다.

Ⅲ. 간호사와 협력자

14. 관계 윤리 준수

간호사는 동료 의료인이나 간호 관련 종사자와 협력하는 경우 상대를 존중과 신의로서 대하며, 간호 대상자 및 사회에 대한 윤리적 책임을 다한다.

15. 간호 대상자 보호

간호사는 동료 의료인이나 간호 관련 종사자에 의해 간호 대상자의 건강과 안전이 위협받는 경우, 간호 대상자를 보호하기 위한 적절한 조치를 취한다.

16. 첨단 생명 과학 기술 협력과 경계

간호사는 첨단 생명 과학 기술을 적용한 보건 의료 연구에 협력함과 동시에, 관련 윤리적 문제에 대해 경계하고 대처한다.

[한국간호사 윤리지침]

제 정 2007. 2. 23
개 정 2014. 2. 19
개 정 2023. 2. 28

제1장 총칙

제1조(목적) 이 '한국 간호사 윤리 지침'(이하 '지침'이라 한다.)의 목적은 대한간호협회가 제정한 '한국 간호사 윤리 선언'과 '한국 간호사 윤리 강령'의 정신을 실천하기 위한 구체적 행동 지침을 마련함으로써 국민의 건강 및 안녕을 증진하고 인권 신장에 기여하는 데 있다.

제2조(제반 법령 준수) 이 지침은 국제적으로 공인된 간호 윤리에 관한 선언·강령·지침과 대한민국의 관련 법령, 대한민국 정부가 조인하거나 승인한 관련 조약과 국제 협약 등을 준수한다.

제2장 일반적 윤리

제3조(간호사의 사명) 간호사는 인간 생명의 존엄성을 존중하고 인권을 지키며, 간호 대상자의 건강과 안녕을 증진하는 것을 사명으로 한다.(본 지침에서 간호 대상자는 개인, 가족, 지역사회를 포함한다.)

제4조(인간 존엄성 및 인권 존중)

① 간호사는 어떠한 이유로도 인간을 수단으로 이용해서는 안 되며, 목적 자체로 대우해야 한다.

② 간호사는 인간의 윤리적, 법적 권리를 존중하고 지켜야 한다. 특히 다음 각 호의 인권을 존중해야 한다.

1. 인간은 인간으로서 존중받으며 태어날 권리가 있다.
2. 인간은 존엄하게 죽음을 맞이할 권리가 있다.
3. 인간은 자신의 신체를 침해받지 않을 권리가 있다.
4. 인간은 건강한 삶을 영위할 권리가 있다.

제5조(윤리적 간호 제공)

① 간호사는 인간 생명의 존엄과 가치, 간호 대상자의 최선의 이익을 위해 행동해야 한다.

② 간호사는 간호 대상자의 알 권리와 자기결정권을 존중하고, 간호 대상자에게 충분한 정보를 제공하여 최선의 결정을 할 수 있도록 도와야 한다.

③ 간호사는 어떠한 경우라도 간호 대상자에게 해를 끼치는 행위를 해서는 안 된다.

④ 간호사는 선의를 가지고 성실하게 간호 대상자에게 최선의 간호를 제공하도록 노력해야 한다.

⑤ 간호사는 간호 대상자에게 공정하고 공평하게 간호를 수행해야 한다.

제6조(건강 및 품위유지)

① 간호사는 민주사회의 시민으로서 갖추어야 할 품위와 명예를 지키고, 법과 사회상규가 요구하는 사항을 준수해야 한다.

② 간호사는 신체적, 정신적, 사회 심리적, 영적으로 건강한 생활을 유지해야 한다.

③ 간호사는 음주, 마약 및 향정신성 약물 사용 상태에서 간호 행위를 해서는 안 된다.

④ 간호사는 간호 행위와 일상 생활, 인터넷, 소셜 미디어 활동에서도 전문직으로서 간호사의 품위유지와 이미지 향상에 힘써야 한다.

⑤ 간호사는 교차 감염이나 의인성 질병이 발생하지 않도록 자신의 위생 관리를 철저히 해야 한다.

⑥ 간호사는 자신의 직위를 이용하여 특혜나 정당하지 않은 이익을 취하여서는 안 된다.

⑦ 간호사는 간호 대상자가 성적 접촉으로 오인하거나 유도될 수 있는 행동을 피하고 사적 관계를 형성해서는 안 된다.

⑧ 간호사는 간호직의 품위를 손상시키는 동료의 행위를 묵인해서는 안 된다.

제3장 간호 대상자에 대한 윤리

제7조(평등한 간호 제공)

① 간호사는 간호 대상자의 국적, 인종, 연령, 성별, 정치적·사회적·경제적 지위, 성적 지향 등의 차이에 관계없이 평등하게 간호해야 한다.

② 간호사는 간호 대상자의 질병과 장애의 종류와 정도 등의 차이에 관계없이 평등하게 간호해야 한다.

③ 간호사는 간호 대상자의 종교와 신념, 사상의 자유를 존중하여야 하며, 이와 관계없이 평등하게 간호해야 한다.

제8조(개별적 요구 존중)

① 간호사는 간호 대상자의 신체적, 사회적, 심리적, 영적 요구에 따라 개별적으로 간호해야 한다.

② 간호사는 간호 대상자의 관습과 문화의 다양성, 그리고 가치관에 근거한 개인의 요구를 존중하여 간호해야 한다.

제9조(인격 존중과 사생활 보호)

① 간호사는 간호 대상자가 인격을 지닌 존재로 대우받는 치료 환경을 조성하고 이를 유지하도록 도와야 한다.

② 간호사는 간호 대상자와의 대화와 간호 처치 및 개인위생 시 사생활이 보호되도록 노력해야 한다.

③ 간호사는 간호 관련 종사자와 간호 학생 등이 간호 대상자의 사생활을 보호하도록 교육하고 지도해야 한다.

④ 간호사는 간호 대상자의 사생활에 대한 정보가 인터넷이나 소셜 미디어 등을 통해 유출되지 않도록 보호해야 한다.

⑤ 간호사는 유전 정보, 생체 인식 정보를 포함한 개인 건강 정보 보호 원칙을 준수하여 건강 정보의 분실, 도난, 유출, 위조, 변조, 훼손 등을 방지하며, 간호 대상자가 정보 주체로서 자신의 권리를 보호받을 수 있도록 도와야 한다.

제10조(비밀 유지)

① 간호사는 간호 대상자나 가족, 보건 의료인에게서 전달받은 사항뿐 아니라 간호사가 행한 것, 관찰한 것, 들은 것, 이해한 것 등 간호대상자에 대한 비밀을 유지해야 한다.

② 간호사가 간호 대상자에 대한 최선의 치료 및 간호를 위해 필요한 정보에 한해서만 의료진과 공유해야 한다.

③ 간호사는 인수인계와 보고 시 간호 대상자의 개인 정보가 관계자 이외의 타인에게 노출되지 않도록 주의해야 한다.

④ 간호사는 학술 집담회의 사례 발표나 학술 연구 및 조사 등에서 간호 대상자의 개인 정보를 공개해서는 안 된다.

⑤ 간호사는 간호 대상자가 자신이나 타인에게 해를 가할 우려가 있다고 판단될 때는 법령이 허용하는 범위 안에서 관계자에게 필요한 정보를 제공할 수 있다.

⑥ 간호사는 간호 대상자의 동의 없이 간호나 치료 상황을 녹음·촬영하여 공개하는 행위를 하지 않아야 하고, 그러한 상황을 묵인해서도 안 된다.

⑦ 간호사는 간호 관련 종사자 및 간호 학생 등에게 간호 대상자의 비밀을 보장하도록 교육하고 지도해야 한다.

제11조(의무 기록 관리 책임)

① 간호사는 의무 기록, 전자 의무 기록 및 건강 기록부 등 간호 대상자에 대한 기록을 신중하고 엄격하게 관리해야 한다.

② 간호사는 간호 수행 직후 사실에 근거하여 진실하고 성실하게 의무 기록을 작성해야 하며, 고의로 위조, 변조, 누락, 추가 등을 해서는 안 된다.

③ 간호사는 의무 기록 등에 대해 사실과 다른 허위 기록 및 수정을 요구받을 경우 이를 거부해야 한다.

④ 간호사는 적법한 의무 기록 규정을 준수해야 한다.

제12조(알 권리 존중)

① 간호사는 간호 대상자가 자신의 건강 상태나 자신에게 수행되는 치료와 간호에 대해 정확한 정보를 알 권리가 있음을 인정하고 이를 존중해야 한다.

② 간호사는 간호를 제공할 때 간호 대상자의 요구와 관심, 교육 정도, 연령, 심신 상태, 이해 능력 등을 고려하여 간호의 목적, 방법, 기대되는 결과와 그에 따르는 위험성 등 충분한 정보를 제공해야 한다.

③ 간호사는 간호 대상자가 간호 전문직의 권한과 책임을 벗어나는 정보를 요구할 때 관계자의 도움을 받을 수 있도록 주선해야 한다.

제13조(자기 결정권 존중)

① 간호사는 간호 대상자가 자신에게 수행되는 진료 및 간호에 대해 충분한 정보를 가지고 의사 결정에 참여할 권리를 존중해야 한다.

② 간호사는 간호 대상자가 제반 간호에 대하여 선택하거나 거부할 권리가 있음을 알려야 한다.

③ 간호사는 간호 대상자가 위해를 당하지 않고 최선의 이익이 되는 결정을 할 수 있도록 지지해야 한다.

④ 간호사는 간호 대상자가 의사 결정 능력이 없거나 부족한 경우, 의사 결정을 할 수 없는 경우, 미성년자인 경우, 기타 이에 상응하는 경우에는 법정 대리인 또는 성년후견인의 동의 과정을 확인해야 한다.

⑤ 간호사는 간호 대상자의 가족을 간호의 동반자로 인정해야 하며, 간호 대상자의 치료와 간호 등에 대해 설명하고 의사 결정을 하는 과정에서 가족의 참여를 존중해야 한다.

제14조(취약한 간호 대상자 보호)

① 간호사는 노인, 아동, 장애인, 시설 수용자, 불법 체류자, 정신질환자, 빈곤자, 다문화가족 등 자신의 권익을 위한 주장과 의사 결정이 어려운 취약한 대상자의 인권을 옹호해야 한다.

② 간호사는 취약한 환경에 처해 있는 간호 대상자들이 의료 자원의 분배나 진료 및 간호의 우선순위 결정 등에서 불공정한 대우를 받지 않도록 그들의 권익을 대변해야 한다.

③ 간호사는 취약한 환경에 처해 있는 간호 대상자가 신체적, 정신적, 성적 학대를 받지 않고 인권이 침해되지 않도록 감시하고 보호해야 한다.

④ 간호사는 취약한 환경에 처해 있는 간호 대상자를 대상으로 연구가 이루어지는 경우, 기관생명윤리위원회의 승인 여부를 확인하고, 취약한 대상자 보호를 위한 연구윤리지침 준수 여부를 감시해야 한다.

제15조(건강한 환경구현)

① 간호사는 간호 대상자의 생명과 안전을 보전하는 건강한 환경의 유지와 제도 개선을 위해 노력해야 한다.

② 간호사는 간호 대상자의 생명과 안전을 위협하는 감염이나 사고 발생 등의 위험이 있는 의료 환경을 간과해서는 안 되며, 이를 방지하기 위한 적절한 관리와 조치를 취해야 한다.

③ 간호사는 감염병이나 재해 위협, 사회적 위해 환경, 생태계의 오염 등으로부터 간호 대상자의 생명과 안전을 보호하고, 재난 발생 시 개인 또는 집단으로 구호 활동을 수행해야 한다.

제16조(인간 존엄성 보호와 생명과학 기술)

① 간호사는 급변하는 생명과학 기술의 발전에 대한 올바른 가치관을 정립하고 인간을 중심으로 하는 간호에 관심을 두어야 한다.

② 간호사는 새로운 생명과학 기술을 적용받는 간호 대상자를 돌볼 때 해당 과학 기술의 목적, 이득, 한계 등을 인식하고 간호 대상자를 보호해야 한다.

③ 간호사는 기증에 의한 인공수정, 시험관 아기, 대리출산 등 보조 생식술 사용이 윤리·도덕적으로 정당한 선택인지 확인해야 한다.

④ 간호사는 유전자 검사나 유전자 치료와 관련해서 유전정보의 복제, 편집, 유출 등이 인간 생명의 존엄성을 침해할 가능성을 인지하고 간호 대상자를 보호해야 한다.

제17조(장기 이식과 간호)

① 간호사는 잠재적 장기 기증자에게서 장기 및 조직의 이식에 대한 동의 여부를 확인하고, 기증결정자가 경제적, 사회적, 심리적 조건에 영향을 받지 않고 자유롭게 결정할 수 있도록 도와야 한다.

② 간호사는 다양한 이해관계인들과 협력적 의사소통을 통해, 관련 법령의 범위 내에서 기증자와 수혜자 모두의 권익을 위한 돌봄을 수행해야 한다.

③ 간호사는 장기 및 조직 이식 과정에서 장기 및 조직 등을 매매하거나 이러한 행위의 교사·알선·방조 사실을 알게 된 경우, 이를 관련 부서나 기관에 신고해야 한다.

제18조(연명 의료와 간호)

① 간호사는 간호 대상자의 존엄성 유지와 최선의 이익을 위한 연명 의료 결정이 될 수 있도록 간호 대상자를 지지하고 간호 대상자와 가족, 의료진과의 의사소통을 촉진해야 한다.

② 간호사는 간호 대상자의 연명 의료 결정과 이행의 과정에서 윤리적 갈등이 발생했을 때, 적절한 해결책을 마련하기 위해 병원 윤리위원회 등 자원을 연계하고 관련 활동에 참여할 수 있다.

제19조(말기 및 임종 과정의 간호)

① 간호사는 말기 및 임종 과정에 있는 간호 대상자에게 동반자 역할을 수행함으로써 인간의 존엄성을 유지할 수 있도록 돌본다.

② 간호사는 말기 및 임종 과정에 있는 간호 대상자나 가족, 대리인이 호스피스 · 완화 간호를 요구할 때 이를 제공해야 한다.

③ 간호사는 임종 과정에 있는 간호 대상자에게도 수분과 영양공급 등 생명 유지에 필요한 기본적인 간호와 적절한 돌봄을 제공해야 한다.

제4장 전문직으로서의 윤리

제20조(간호 표준 준수) 간호사는 간호 지식과 기술을 바탕으로 대한간호협회에서 인정한 간호 표준에 따라 모든 간호 업무를 수행해야 한다.

제21조(자율성과 책임)

① 간호사는 자신의 전문적인 판단과 자율적 의사 결정을 통해 간호를 수행해야 한다.

② 간호사는 자신이 수행한 간호에 대해 그 정당성을 설명하고 책임질 수 있어야 한다.

제22조(간호 업무의 위임)

① 간호사는 간호 행위를 위임할 경우 업무의 특성과 위임받는 자의 자격 및 업무능력을 고려하여야 한다.

② 간호사는 위임하는 간호 업무의 범위와 책임 소재 등을 명확히 정해야 한다.

③ 간호사는 무면허자나 무자격자에 의한 간호 행위를 묵인하거나 방조해서는 안 된다.

④ 간호사는 교육에 필요한 제한된 범위 내에서 간호사의 지도·감독 하에 간호 학생에게 간호 업무를 수행하게 할 수 있으며, 그 결과에 대해 책임져야 한다.

제23조(옹호자 역할 수행) 간호사는 보건 의료인, 가족 등의 의사 결정이 간호 대상자의 인권을 침해하거나 불이익을 초래한다고 판단될 경우, 간호 대상자의 권익을 보호해야 한다.

제24조(비윤리적 행위 거부) 간호사는 전문적 가치와 자신의 양심에 비추어 인공 임신 중절, 안락사, 뇌사와 장기 이식, 말기 및 임종 과정의 환자 치료 및 간호 등과 관련하여 윤리적으로 정당하지 않은 행위에는 참여를 거부해야 한다.

제25조(비윤리적 행위 보고)

① 간호사는 보건 의료인에게서 불법 행위 또는 윤리적으로 정당하지 않은 행위에 대한 협조 요청을 받았을 경우, 이를 거부하고 관련 부서에 보고해야 한다.

② 간호사는 보건 의료인의 부적절한 행위로 인해 간호 대상자의 안녕이 위협받거나 위협받을 우려가 있는 경우, 정해진 절차에 따라 관련 부서나 기관에 보고해야 한다.

제26조(비공인 간호 행위 금지) 간호사는 근거 중심의 간호를 수행해야 하며, 간호학계에서 공인하지 않은 간호 중재를 환자에게 적용해서는 안 된다.

제27조(간호사의 자기계발)

① 간호사는 간호 전문직에 필요한 대인 관계 및 의사소통 기술의 향상을 위해 노력해야 한다.

② 간호사는 건강전문가로서 건강 증진을 위한 실천과 모범을 보여주어야 한다.

③ 간호사는 평생 학습을 통해 직무역량을 유지하고 계발하도록 노력해야 한다.

④ 간호사는 대한간호협회, 시·도 간호사회, 의료기관, 분야별 학회, 연구회 등에서 주관하는 연수, 보수 교육에 참여하여 새로운 간호지식과 기술을 습득하고 발전시켜야 한다.

제28조(간호 연구 활동)

① 간호사는 간호 지식 및 중재를 개발하기 위한 연구를 할 경우, 참여자의 권리, 안전과 이익을 최우선으로 고려하여, 연구 윤리 지침을 준수해야 한다.

② 간호 연구자는 연구 참여자에게 연구 목적을 충분히 설명한 후 자발적인 동의를 받아야 한다.

③ 간호 연구자는 연구 과정 및 결과와 관련해 연구 참여자의 개인 정보가 유출되지 않도록 주의해야 한다.

④ 간호 연구자는 연구 방법에 대한 지식을 갖추어 연구 과정에서 연구 참여자에게 발생할 수 있는 위해 방지 및 이의 최소화를 위해 노력해야 한다.

⑤ 간호 연구자는 연구 결과를 이론과 실무에 활용하여 간호 지식의 수준을 높이고 간호 실무의 질을 향상하도록 노력해야 한다.

제29조(전문직 단체 활동)

① 간호사는 권익 보장과 전문성 향상을 위하여 대한간호협회, 시·도 간호사회, 산하단체 등 전문직 단체 활동에 적극적으로 참여해야 한다.

② 간호사는 전문직 단체를 통하여 바람직한 간호 실무 환경을 조성하고, 사회 경제적으로 공정한 근무 조건을 갖추고 유지하기 위한 활동에 참여해야 한다.

③ 간호사가 전문직 단체 행동에 참여할 때는 간호 대상자의 안전과 이익을 먼저 고려해야 한다.

제30조(건강 정책 참여)

① 간호사는 간호 및 건강 관련 정책의 형성과정과 입법 활동에 관심을 가지고 참여해야 한다.

② 간호사는 생명 과학 기술을 이용한 치료 및 간호에 관한 정책 수립에 참여해야 한다.

③ 간호사는 국민 건강을 위한 보건 의료 환경 조성을 위하여 필요한 제도나 정책을 국가와 사회에 요구해야 한다.

④ 간호사는 국가의 보건 의료 환경에 관한 제도나 정책 수립 및 수행과정을 감시해야 한다.

제31조(정의와 신뢰의 증진)

① 간호사는 간호 활동의 공정성과 형평성을 유지하며, 공정한 보건의료체계의 유지와 사회적 공동선을 지향하는 데 기여해야 한다.

② 간호사는 간호 대상자에게 필요한 의료 자원과 사회 · 경제적 자원의 공정한 분배가 이루어질 수 있도록 감시한다.

③ 간호사는 국민 건강을 위한 사회적 요구에 대해 간호 전문직 가치에 부합하는 윤리적 행위를 함으로써 사회적 신뢰를 증진한다.

제5장 협력자에 대한 윤리

제32조(보건 의료인의 존중과 협력)

① 간호사는 보건 의료인으로서 고유한 역할과 직무 가치를 이해하고 존중하며, 직무상 동료 및 다른 보건 의료인과 상호협력적인 관계를 유지해야 한다.

② 간호사가 동료 및 다른 보건 의료인으로부터 업무를 위임받거나 위임할 때, 상호 협력하며 직무의 권한과 책임의 한계를 명확히 해야 한다.

③ 간호사는 상호존중과 신뢰를 바탕으로 동료 및 다른 보건 의료인과 개방적이고 수평적 의사소통을 해야 한다.

④ 간호사는 동료 및 다른 보건 의료인과 상호 비방, 모함, 사생활 공개, 폭력 등의 언행을 삼가고 상호 신뢰 관계를 유지하기 위해 노력해야 한다.

⑤ 간호사는 직무수행의 과정에서 동료 및 다른 보건 의료인과 갈등이 발생했을 때, 간호 대상자의 이익과 안전을 최우선으로 두고 갈등을 해결해야 한다.

제33조(대외협력)

① 간호사는 국민의 건강 요구를 충족시키기 위한 지역적·국가적·국제적 차원의 노력에 협력해야 한다.

② 간호사는 천재지변 등의 자연재난이나 사회적 재난 및 국가 위급 상황에서 간호사의 협력이 필요할 경우, 구호 활동에 참여해야 한다.

③ 간호사는 감염병 등 공중보건 위기 상황이 발생하였을 때, 지역적·국가적·국제적 방역과 검역 및 치료 활동에 협력해야 한다.

제34조(첨단 생명 과학 기술 협력과 경계)

① 간호사는 첨단 생명 과학 기술을 적용한 연구나 중재 개발 등에 협력하여 보건 의료 미래 세대를 준비해야 하며, 그 과정에서 발생할 수 있는 윤리적 문제를 경계하고 민감하게 대처해야 한다.

② 간호사는 첨단 생명 과학 기술을 적용한 연구나 중재 개발 등의 참여 과정에서 간호사의 양심, 전문직 가치와 갈등이 발생하는 경우에 문제를 제기하여야 하며, 문제가 계속되는 경우 참여를 거부해야 한다.

대한간호협회 <간호사 휘장>

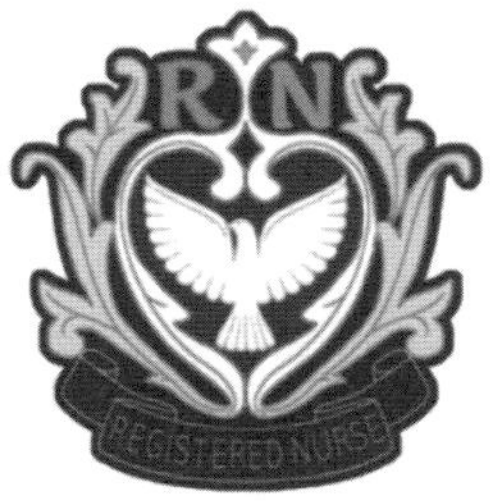

- 날개를 펴고 있는 비둘기: 평화의 상징으로 살아있는 생명을 의미한다.
- 비둘기를 둘러싼 하트 모양: 생명을 보호하고 소중히 여기는 사랑을 의미한다.
- 식물의 줄기와 잎, 꽃봉오리: 강인하고 끈질긴 생명력을 상징하며 빠른 치유와 회복을 뜻한다.
- RN: Registered Nurse(간호사)의 줄임말이다.

2003년 5월 대한간호협회 창립 80주년을 맞아 국민건강의 옹호자이며 21세기 보건의료의 핵심인력인 간호사를 상징하는 고유의 휘장을 개발하고 공식 인증했다.

휘장은 간호의 전문성과 자긍심을 드높이고 화합과 협력을 이끌어 냄으로써 사회적 위상과 이미지를 향상시키려는 상징물로 디자이너 '앙드레 김'이 디자인 했으며, 간호의 각 분야별 특성을 살려 의류부착용과 배지로 상품 출시되어 유니폼에 부착할 수 있도록 제작됐다.

대한간호협회 〈간호사 휘장〉은 특허청에 상표 · 서비스표 등록(2005년 3월 14일 등록번호 제 0012035호)을 완료하여 법적으로 보호를 받고 있다.

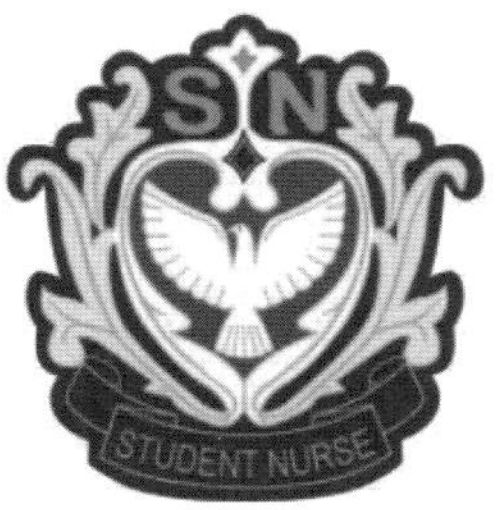

간호대학생 휘장

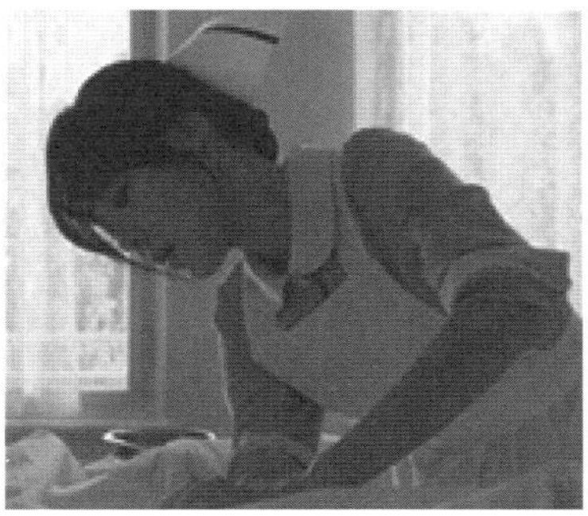

휘장 달기 전 전통적인 간호사의 상징 '간호사 캡'

- 흰색바탕에 한 줄로 된 검정생 선이 있다.
- 인터넷에서 볼 수 있는 다른 캡은 간호사를 표현하는것이 아니다.

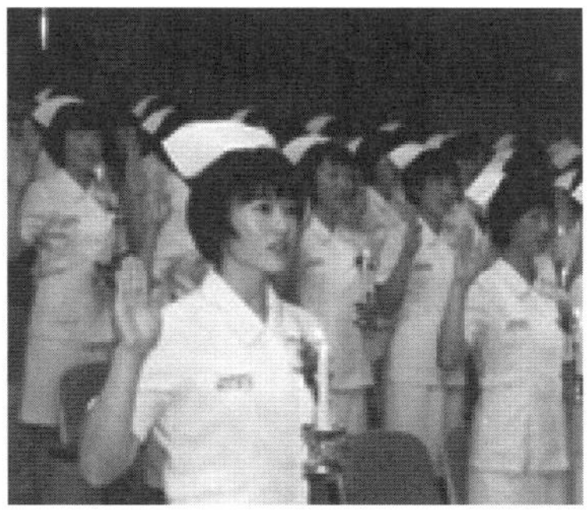

휘장을 달기전에는 '가관식'을 통해 지도교수님으로부터 캡을 수여받았다.

학생간호사의 캡은 아무런 표식이 없는 흰색이다.

현재는 학생들도 캡을 쓰지 않기 때문에 가관식이 '나이팅게일 선서식'으로 바뀌었다.

MEMO

11

창의적 리더십을 발휘하는 간호사 되기

리더십(Leadership)이란 사전적의미로 조직의 목적을 달성하려고 구성원을 일정한 방향으로 이끌어 성과를 창출하는 능력이다. 지난 50년간 전세계 180개국에서 600만 명 이상의 지도자를 훈련시킨 리더십의 대가이자 베스트셀러 작가 존 맥스웰(John C. Maxwell)은 리더십을 그 이상도 이하도 아닌 바로 영향력이라고 정의한다. 그가 정의하는 리더십, 즉 다른 사람에게 미치는 영향력에는 다섯가지 단계(5 levels of leadership)가 있는데 첫번째는 지위 (position)이다. 여러분이 특정한 지위를 가지고 있기 때문에 사람들이 의무감에서 여러분을 따르는 것이다. 이 단계에서 여러분의 영향력은 여러분의 직무상 권한 이상을 뛰어넘지 못한다. 리더십이 이 단계에 오래 머무르면 머무를수록 조직원들의 이직률은 높아지고 사기는 떨어지게 된다. 두번째 단계는 허용(permission)이다. 이 단계에서 사람들은 여러분의 지위때문이 아니라 자신들이 여러분을 따르는 것을 원하기 때문에 따른다. 이 단계에서 가장 중요하게 여겨지는 요소는 '관계'이다. 하지만 이 단계에 너무 오래 머무르고 더 이상 진보하지 않으면 동기 부여된 사람들은 불안감을 느낀다. 세번째 단계는 성과(production)이다. 사람들은 여러분이 조직을 위해 이루어 놓은 일로 인해 여러분을 따르게 된다. 이 단계에서는 '결과'가 가장 중요하게 여겨진다. 대부분의 사람들이 성공을 감지하고 있으므로 여러분을 좋아하고 여러분의 행동을 지지한다. 이러한 추진력 때문에 작은 노력으로도 문제가 해결된다. 네번째 단계는 인물계발(people)이다. 사람들은 여러분이 그들을 위해 행한 일로 인해 여러분을 따르게 된다. 이 단계에서는 장기적인 성장이 일어난다. 여러분이 조직 내 리더를 양성하기 위한 의지를 가지고 있기 때문에 조직과 구성원들의 지속적인 성장이 가능하다. 리더라면 이 단계에 오르고 유지하기 위해 필요한 모든 일을 하여야 한다. 다섯번째 단계는 인격(personhood)이다. 사람들은 여러분의 인격과 여러분이 대변하는 일을 통해서 여러분을 존경한다. 만약 여러분이 다른 사람들로부터 '존경'을 받고 있다면 여러분의 리더십은 최고로 평가받을 것이다.

그렇다면 자신의 리더십을 성장시키기 위해 우리는 무엇을 해야할까?

일단 첫번째 지위의 단계는 어느 누구나 자동적으로 주어지는 단계이다. 두번째 단계인 '관계(허용)' 단계는 사람들과 관계를 잘 맺는 능력이 매우 중요시된다. 사람들과 좋은 관계를 맺기 위해서는 새로운 친구 만나기를 꺼려하지 말아야 하며 그 사람들과 의사소통을 잘 해야 한다. 새로운 사람을 대할 때는 HOPE(Hope, lOve, Personal values, Encouragement)를 가지고 사람들과 의사소통을 해야 한다. 세번째 단계인 '성과'단계에서는 사람들과 조직을 이끄는 능력이 중요하다. 이러한 단계에 이르기 위해서는 먼저 좋아하는 일부터 시작해야 한다. 그리고나서 사람들에게 관심을 갖도록 설득해야 하고 성장하기 위해 노력하며 성과를 내야한다. 여러분에게 기회가 왔다면 변화하는 것을 두려워하지 말고 여러분의 영향력을 확장시키는 좋은 기회로 삼아야 한다. 네번째 단계인 '인간계발' 단계에서는 다른 사람들을 개발하고 훈련시키는 능력이 있어야 한다. 이를 위해 우선 인간관계를 깊고 견고히 해야 한다. 여러분은 팀에서 영향력을 미치는 사람을 자신과 동일한 리더 수준에 이르도록 돌봐주어야 한다. 여러분과 다른 리더들의 일치된 영향력은 나머지 사람들에게 일체감을 심어준다. 그렇지 않으면 모임안에서의 관심도와 충성심에 균열이 가게된다.

리더십은 결국 여러분의 돈이나 직위 없이도 자발적으로 여러분에게 헌신하길 원하는 추종자들을 모으는 능력이다. 나아가서는 여러분과 같은 리더들을 양성하여 조직의 파워를 폭발적으로 확대시키는 능력이다.

대학생활을 하면서 겪게되는 리더들에게서도 위의 영향력 단계 5단계 중 3단계까지는 쉽게 느낄 수 있을것이다. 우연찮게 팀의 리더를 맡게 되면 팀원들은 여러분이 리더라는 직위에 따라 잘 따르게 되고 여러분은 팀원들과의 관계 형성에 정성을 쏟게 될것이며, 그 결과 팀 점수를 높게 받게 된다면 다른 교과목에서도 여러분은 리더로 추천받게 되는 경험이 누적될 것이다.

광고인 박웅현 작가는 지금 시대를 해적의 시대로 표현한다. 지금 우리는 미친 시대를 살고 있어서 개별성. 각자의 창의성, 다발성 같은 말들이 중요하다는 것이다. 시스템이 체계화 내재화 되어있는 해군의 시대가 아니라 해적의 시대를 살고 있어서 조직 구성원이 얼마나 이 조직을 만족스럽게 생각하느냐, 구성원이 조직문화를 바꿔가는 것, 사람의 마음을 움직이는 일이 곧 요즘 젊은 세대가 바라는 '개인의 성장'과도 맞닿아 있다는 것이다. 여러분은 각자의 일터에서 다양한 고객들과 마주하게 될 것이다. 병원이든, 보건소든, 연구소든 대학이든 누구를 만나든 한 가지를 목표로 세울 필요가 있다. 어디에서 누구랑 있든 'OOO 간호사랑 일할 때가 좋았어, OOO 간호사가 내게 가장 잘 맞는 간호사였어'라는 목표이다.

생각해보자

▸ 내가 만일 [진로탐색과비전업] 수업시간에 우리 팀의 발표 자료를 택시에 두고 내렸는데 하필 첫번째 순서로 발표해야 한다면,

▸ 내가 만일 [임상실습입문] 교과목 실습이 예정된 첫날 늦잠을 잤는데 밤새 폭설로 30분 거리 병원까지 지각할 것이 너무나 자명한 아침이라면,

▸ 내가 만일 너무 바빠서 물 한모금도 마시지 못하고 일하고 있는 대학병원 응급실 간호사라면,

▸ 내가 만일 교통사고로 응급실에 들어섰으나 다른 응급환자 보느라 '기다리세요'라는 말만 할 뿐 어떤 조치도 해주지 않는 8살 아이의 보호자라면,

▸ 내가 만일 출근해야 할 간호사가 '도저히 근무를 못할 것 같아 사직하고자 합니다.'라는 문자만 보내고 출근하지 않아 연락두절된 상황에서 부서를 관리해야할 팀장이라면,

어떻게 하면 이 문제를 해결할 수 있을지 방법을 찾아보자!

달성할 수 있는 방법의 가장 기본이자 중요한 점은 내 자신에게 자발성을 확보해 주는 것이다. 스스로 내 일을 잘하고 싶어지도록 하는 것이다. 포기하고 숨는것이 아니라 아주 작은 일도 중요한 일이라고 인식하고 성실하게 해내야 한다. 어떤 방식으로든 개개인에게 필요한 점을 고려해서 동기를 유발하는 것이다. 언젠가 유튜브에서 고(故)노무현대통령이 대통령과 같은 이름을 쓰고 있는 초등학교 2학년 학생과 봉화마을에서 나눈 대화를 본 적 있다. 훌륭한 사람이 된다는 것은 처음부터 훌륭한 일이 주어지는 것은 아니다. 아주 작은 일을 해내면 조금 더 큰 일이 맡겨지고 그 일을 해내면 더 큰 일이 맡겨져서 결국 훌륭한 일을 하게 된다는 것이다. 초등학생 수준에 맞게 엄마가 시키는 일을 잘 해서 습관이 되면 학교에서도 일이 맡겨지고 그 일을 잘 해내어 어른이 되면 마을일이 맡겨지고 점점 더 큰 일이 맡겨지므로 지금 할 수 있는 것은 아주 작은 일도 귀찮아하지 않고 성실하고 정직하게 해내야 한다는 것이다.

스스로 동기부여를 하고 창의성을 발휘하여 해적의 시대를 건너야 하는 것이다. 조직 문화에서도 '창의성'은 필요하다. 조직 안에서 특출하게 창의적인 사람은 드물다. 능력자라고 해도 언제나 혼자서 문제를 해결할 수는 없다. 무엇보다 조직에서 대부분의 일은 한 개인의 창의력에 기대어 해결할 수 있는 규모가 아니다. 우리는 인공지능 의사, 간호사, 약사가 이미 활동하고 있는 이미 해적이 되어야 살아 남을 수 있는 바다 위에 들어섰고 되돌아갈 수 없다.

창의성은 인간이라면 누구나 가지고 있는 보편적 능력이다. 아울러 새롭고 독특한 아이디어나 다른 관점 혹은 문제에 대한 새로운 시각을 의미한다. 즉 인간의 독창적이고 창조적인 사고능력이라 할 수 있는 것. 이러한 창의성은 조직의 변화와 혁신을 불러일으키는 중요한 요소 가운데 하나이며, 현대 사회에서는 리더가 창의성을 발현하기 위한 리더십이 필수 역할로 부각되고 있다. 창의적 리더십이란 리더 자신의 창의성을 비롯해 조직 구성원들에게 영향을 미쳐 조직 전체의 창의적인 잠재력을 자극하는 리더십이라고 할 수 있다.

이러한 맥락에서 과거 리더십의 관점이 이성과 합리성을 중시하였다면, 오늘날은 정서적 측면과 수평적 사고 같은 개방성을 강조하는 창의적 리더십으로 변화하게 되었다.

창의적 리더십이란 간단하게 창의성과 리더십을 합한 의미라고만은 할 수 없다. 하지만 리더가 창의적인 방법으로 구성원들의 특성을 고려하여 문제를 해결하는 과정이므로 완전히 새로운 개념이라고도 할 수 없다. 창의적 리더십의 구성요소는 '문제해결적 리더십, 개인적 리더십, 사회적 리더십' 등 3가지의 차원과 그 하위영역으로 창의적 사고력, 창의적 성향, 창의적 행동, 자기관리, 건설적 사고, 타인존중, 공동체 배려'등 7가지로 구성한다(이경화 등, 2010).

문제해결적 리더십은 창의적 결과물을 위한 필수적인 요소로서 주위 상황에 대한 지속적인 민감성과 궁금증을 가지고 문제를 정확히 이해하고 창의성과 인지적인 지속 기술을 동원하여 해결방안을 탐색 및 실행하는 능력 또는 과정이라고 할 수 있다. 개인적 리더십은 자기 자신에게 영향력을 행사하기 위해 사용되는 사고와 행동 전략을 통틀어 일컫는 개념으로 스스로 자신을 이끌어 가기 위해서 취하는 책임 있는 행동이라고 볼 수 있다. 사회적 리더십은 타인의 말을 들어주고 공감해주며 사람 자체를 존중하고 배려하고 조직의 구성원들이 성장할 수 있도록 도와주고 공유하며 궁극적으로는 공동의 목표를 향해 구성원을 이끄는 것이라고 할 수 있다(김미희, 2011).

즉, 창의적 리더십이란 리더가 창의적인 잠재 능력과 비전을 가지고 구성원의 창의적 사고를 이끌어 내는 과정이므로 조직의 리더는 구성원의 자긍심, 창의적 사고와 영감을 이끌어 내는 데 중요한 역할을 할 수 있어야 한다. 그러므로 창의적 리더는 문제해결 능력, 정서적 지능, 통합적 사고와 같은 창의적 리더에게 필요한 역량들을 개발하기 위하여 창의적 리더십이 미래의 복잡한 문제 상황을 해결할 수 있는 진정한 리더십이라는 것을 인식하여야 한다.

하버드 대학교 심리학자인 Amabile(1998)은 창의적 리더에게 필요한 역량으로 전문성(지식과 경험), 창의적 사고 능력, 동기 부여(열정, 내적 동기)의 세 가지 구성 요소를 제안하였다. 김관웅(2009)은 용기, 사회 지능, 지각을 창의적 리더에게 필요한 구성 요소로, 이경화(2009)는 창의적 잠재력, 인지적 능력, 창의적인 문제해결능력을 리더의 필수요소로 포함했다.

지도자에게는 미래의 변화하는 환경에 어떻게 전망을 적합시켜 갈 것인지 판단하는 선견력(foresight), 전망이 조직의 전통과 문화를 거스르지 않게끔 뒤를 다독이는 능력(hindsight), 출현 가능한 새로운 발명품이나 경향으로 말미암은 충격을 해석하는 세계관(world view), 전체에 걸친 그림을 적절한 수준으로 자세히, 전체에 걸쳐 볼 수 있는 깊은 인식 능력(depth perception), 새로운 방향을 향한 경쟁자들과 다른 당사자들의 여러 반응을 이해하는 주변 파악 능력(peripheral vision), 환경이 변함에 따라 이전에 종합되어 수립된 방향을 지속으로 재검토하고 재수립하는 능력(revision)이 요구된다. 이 밖에도 지도자는 전망을 제시할 적절한 시기, 전망 인상의 단순성과 복잡성, 과거에서 연속되는 성질의 개념과 범위 설정, 낙관하고 비관하는 정도, 현실성과 신뢰성, 조직에 미치는 겉으로 드러나지 않고 숨은 상태로 존재하는 영향을 대상으로 한 의사결정을 내려야 한다.

대한간호협회(2010)는 신규간호사에게 필요한 능력으로 상황판단 능력, 우선순위 결정 능력, 의사소통, 문제해결 능력이 임상에서 필요하다고 한다. 간호교육평가원에서도 학부교육과정에 성과기반 간호교육을 도입하면서 간호대학에 제시한 간호교육 인증 프로그램 학습성과 12개의 역량 구성을 살펴보면 3개는 기초지식과 전공능력에 관한 것이지만, 9개는 사회적 능력으로 구성되어 있음을 확인할 수 있다. 의사소통, 전문분야 간 협력, 간호전문직 표준 이해, 간호리더십 등이 포함된다.

간호사가 갖춰야 할 핵심역량의 하나로 리더십이 부각되고 있는 가운데 김정숙, 장금성(2015)의 연구논문 '간호리더십에 대한 개념 분석'에서 간호리더십에 대한 속성이 '개인의 성장', '협력', '간호탁월성', '창의적 문제해결', '영향력' 등 하위개념이 5개 속성으로 도출됐다. 첫째, 개인의 성장은 자기관리 역량과 간호대상에 대한 관리능력 향상에 초점을 두고 자아성찰, 자기조절, 자기관리 및 자아실현을 통해 스스로 이끄는 리더로서의 역량과 자질을 개발하는 것이다. 둘째, 협력은 간호대상자의 문제를 해결하기 위해 다학제 간 상호존중하고 소통하는 팀워크를 기반으로 조직의 목표를 달성하는 것이다. 셋째, 간호탁월성은 숙련된 간호실무 능력을 기반으로 혁신적이고 창의적인 양질의 간호서비스를 제공하는 전문적 상급간호실무자 역할을 수행하는 것이다. 넷째, 창의적 문제해결은 다양한 간호문제에 대해 스스로 역할인식을 하고 비판적 사고와 다양한 정보를 활용해 창의적으로 개발해 혁신적인 간호업무를 수행하는 것이다. 다섯째, 영향력은 최상의 간호 및 의료서비스를 제공하기 위해 구성원들이 공동의 비전과 목적을 공유하고, 지지적 협력체계 안에서 전문적이고 창의적 문제해결을 통해 보다 높은 조직의 목표달성 및 새로운 조직문화를 창출하는 것이다.

현 시대의 리더는 관리자만을 의미하지 않는다. 그러므로 모든 간호사가 리더십을 갖추어 자신의 능력을 발휘하면서 상호 신뢰와 존중, 협력하는 간호조직이 경쟁력을 갖추게 될 것이다. 그러므로 간호대학 학생이라면 교육과정과 교과외과정을 통해 간호사로서 무엇을 어떻게 할 수 있어야 하는가? 어디에, 어떻게 활용되어야 하는지를 판단할 수 있는가? 문제를 해결하려면 무엇을 먼저 해야 하는가?를 배우게 된다. 그럼에도 졸업 후 임상에 발을 들여놓는 적잖은 신규간호사들은 자기혐오에 빠지곤 한다.

'내가 간호사는 맞는가?'

'나는 간호사로서 자질이 있는 것인가?'

'나는 왜 이렇게 무능력할까?'

'사람들 만나고 내가 말하고자 하는 것을 전달하는 것이 왜 이렇게 힘이 들까?'

그렇게 자기혐오에 1주일만 지속적으로 빠져들면 곧바로 사직을 결정하게 된다고 한다.

간호사는 환자하고만 관계 맺기를 할 수 없다. 환자의 보호자뿐 아니라 업무에서 직접적으로 부딪히게 되는 의사, 동료·선배간호사, 약사, 임상병리사, 방사선사, 물리치료사 등 보건관련의료인뿐 아니라 행정업무 담당자, 시설관리 담당자들과도 업무상 협력관계를 요구받는다. 그 속에서 문제해결적 리더십, 사회적 리더십, 셀프리더십의 발휘가 필수적이다.

즉, 다종다양한 사람들과의 관계속에서 창의적 리더가 되어야 한다.

졸업 후

간호사로서 창의적 리더가 되기 위해

지금 나는 어떻게 준비해야 할까?

하버드 제임스 라이언 교수의 행복한 성공적 삶을 위한 질문을 내 삶에 적용하여 매일 매일 연습해보자

(어떠한 결론이든 최종적으로 내리기전에) "잠깐만, 뭐라고요?"

(무언가를 시작 할 때) "적어도 ~~~ 할 수 있지 않을까?"

(좋은 관계의 근원이 될) "내가 어떻게 도울까?"

(호기심의 근원이 되는) "나는 궁금한데요, 좀 더 알고 싶은데요~"

마지막으로 "무엇이 가장 중요한가?"

잊지말자!

우리는 이 세상 그 무엇보다 소중한 존재이고, 사랑받을 가치가 충분하다.

보스턴의 한 보호소에 '앤'이라는 소녀가 있었다. 어머니는 죽고 아버지는 알콜중독자였다. 아버지로 인한 마음의 상처와 보호소에 함께 온 동생마저 죽게되자 앤은 정신이상이 되었다. 실명에 이어 회복불능 판정을 받고 정신병동 지하독방에 수용되었다.

모든 치료를 포기했을 때 나이 많은 간호사인 '로라'가 앤을 돌보겠다고 자청했다. 로라는 치료보다는 그냥 친구가 되어주었다. 날마나 먹을 것을 주고 책을 읽어주며 기도해주었다. 담벼락처럼 아무 반응 없던 앤이 초컬릿 하나씩 먹게되었고 점차 회복되어 2년만에 정상인 판정을 받았다. 이후 시각장애아 학교에 입학했고 교회에 다니면서 신앙심으로 밝은 웃음을 찾았다. 그후 로라를 저세상으로 떠나보내는 시련도 겪었지만 앤은 로라가 남겨준 희망을 볼 수 있는 마음의 눈으로 시련을 이겨내고 학교를 최우등생으로 졸업했으며 한 신문사의 도움으로 개안수술에도 성공했다.

수술 후 어느날 앤은 신문기사를 보았다. 「보지 못하고 듣지 못하고 말하지 못하는 아이를 돌 볼 사람 구함」

앤은 그 아이에게 자신이 받은 사랑을 돌려주기로 결심했다. '저는 하나님의 사랑을 확신해요!' 결국 앤은 사랑으로 그 아이를 20세기 최대 기적의 주인공으로 키워냈다.

그 아이가 바로 헬렌켈러이고 그 선생님이 앤 설리번이다. 로라는 앤과 함께 48년동안 곁에 있어 주었다.

마음의 상처를 치유하는 것은 상처에 대한 적절한 분석과 충고가 아니라 그냥 함께 있어주는 것이다. 불만을 제기하는 고객들 중에는 불만을 처리하는 과정에서 병원직원의 불성실한 태도 때문에 화가 나서 마음의 상처를 입는 경우도 있다. 어떤 고객이 오더라도 웃고 인사하지 못할 직원이라면 그 대상자를 다르게 볼 수 있는 기술이 없다면 Lobby Desk나 Nr Station(간호사 스테이션)에 앉을 자격이 없다. 나에게 주어진 근무시간 동안 나는 연극배우와 동일한 관계일 수 있기 때문이다.

생성형 인공지능 의료가 확산되어가는 시대를 살아가는 의료인으로서 내/외부 고객이라 칭하는 상대에게 모성애적 공감능력이 없다면 그는 인공지능 간호사에게 가장 먼저 대체될 수 있다. 인공지능 간호사보다 상위에서 사람만이 전 할 수 있는 간호를 제공하려면 모성애적 공감능력과 각각의 대상자를 다르게 보는 창의적 상상력이 더해져야 한다.

팀원들과 나눠볼까요

01. 내가 리더를 담당(경험)했던 최고/ 최악의 경우는 어떠했는가?

02. 다시 돌아가 그 역할을 맡게 된다면 나는 어떤 노력을 할 것인가?

초등학교 가을운동회에서 '눈물나게 고마운 한 장의 사진', '어른을 가르친 아이들'이라는 제목의 사진 한 장이 인터넷에 올라온 후 네티즌들에게 폭발적인 반응을 받았고 많은 이들에게 감동이 되었다.

안녕하세요.사진속 주인공의 큰 누나입니다.

제 동생은 남들보다 높은 하늘을 가졌습니다.

그게 무슨 말이냐면요. 제동생은 연골무형성증이라는 지체장애 6급입니다. 쉽게 말하면 키가 작은 사람입니다.

한번은 동생이 놀이공원에 가서 자동차운전을 하는 놀이기구가 타고 싶다고 했는데 키 때문에 탈 수 없다는 직원분에 말에 언니와 저는 놀이공원에서 대성통곡을 했습니다.

괜히 데리고 와서 실망감만 안겨주었다는 미안함에...또 괜찮다고 웃어넘기는 동생 마음에 남을 상처 걱정에 눈물이 쉬지않고 흐르더라구요.

놀이공원쯤이야 안가면 되지하고 멀리하는데..매년 동생에게 상처가 되는 날이 생깁니다. 바로 가을운동회..특히 달리기요.

학년이 높아질수록 점점 더 벌어지는 친구들과의 격차..

한번은 운동회 당일 아침에 가기 싫다고 하는데 그게 왜이리 맘이 아프던지요.

초등학교 5학년때는 담임선생님 께서 혼자 남아서 달리고 있는 제동생을 위해 같이 뛰어주셔서 저희가족은 울음바다가 됐구요.

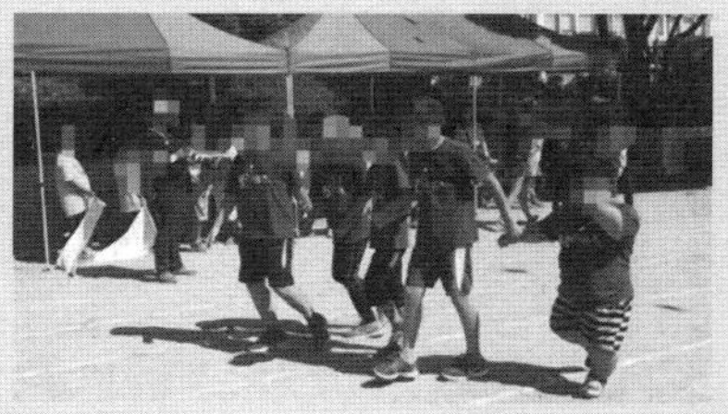

이번 초등학교6학년. 동생 마지막 초등학교 가을운동회 날 사건이 터졌습니다.

같은 조 친구들이 계속 뒤를 보면서 달리더니 심지어 결승선 앞에서 뒤에있는 동생에게 모두 달려와 손을 잡고 일렬로 다 같이 결승선을 넘었습니다. 누구 하나 꼴찌가 되지 않고 모두가 일등인 달리기 경기가 되었습니다.

매번 꼴찌를하고 실망하는 동생을 위해 친구들이 담임선생님께 양해를 구하고 동생 몰래 준비한 선물이였습니다.

동생, 저희 가족, 선생님들, 학부모들 모두가 놀랬고 동생과 저희 가족은 엉엉 울었습니다. 친구들의 마음이 너무 이쁘고 고마워서요.

우는 제 동생에게 친구들은 해맑게 모두에 손등에 찍힌1등 도장을 보이면서 '우리다1등이야' 라고 말하더군요. 이렇게 이쁘고 멋진 친구들과 'OO이형 이겨라' 라고 크게 외쳐준 동생들까지..좋은 추억을 선물해주고 싶었는데 이렇게 기사화 되니 감사합니다.

정말 착하고 소중한 친구들이 다니고 있는 용인시 처인구 양지면에 위치한 제일초등학교입니다.

출처 : 투데이신문(https://www.ntoday.co.kr/news/articleView.html?idxno=25077)

창의적 리더십이란 지금 내게 주어진 복잡한 문제 상황을 해결하기 위하여 마음을 '모으고' '어떻게 하면 좋을까?'를 '함께' 펼쳐서 공유하는 것부터 시작하는 것이라고 할 수 있다.

유영만 교수가 제안하는

상상과 창조를 일으키는 10가지 비밀

Watch 눈여겨봐라!

관심을 갖고 관찰하면 어디서든 내가 원하는 답을 찾을 수 있다. 모든 아이디어의 출발은 지금 여기다.

Question 마음으로 물어라!

창조적 상상력은 어린이와 같은 순진무구한 질문에서 나온다.

Tolerate 안보여도 참아라!

상상력은 보이지 않는 설렘이며 맛보지 않은 궁금함이다.

Visualize 이미지로 그려라!

논리적으로 생각하지 말고 상상해보고 그 상상속의 이미지를 그림으로 표현하라.

Reverse 뒤집고 엎어라!

고정관념의 뒤통수를 쳐라. 생각의 감옥에서 벗어나 이전과는 색다른 발상으로 사물과 대상을 배치하라.

Respect 차이를 존중해라!

다양성 속에서 아름다운 창조는 피어난다. 너의 개성이 우리의 아름다움이다.

Embrace 모순을 끌어안아라!

모순된 것처럼 보이지만 두 가지를 다 끌어안는 패러독스의 논리 속에서 새로운 창조가 이루어진다.

Combine 이것저것 엮어라!

하늘 아래 새로운 것은 없다. 새로운 유를 찾기보다는 수많은 기존의 유에서 새로운 유를 엮어내라.

Challenge 좌우지간 저질러라!

이리저리 고민하면서 시간을 보내기보다는 좌우지간 저질러봐야 뭔가가 나온다.

Play 신나게 놀아라!

창의성은 재미와 동의어다. 재미있지 않으면 창조는 이루어지지 않는다.

'선후배 만남의 장'을 통해 선배들의 창의적 리더십을 살펴보도록 하자

▸ 간호학도로서 4학년 최고 선배가 되고 보니 어떠한가요?

▸ 간호학도로서 4년을 생활하면서 성공경험/실패경험이 있다면?

▸ 간호학도로서 4년을 살아보니 어떠한가요?

12 표정 담아 말하기

"말할 때 최초의 10초는 다음의 10분보다 중요하다. 최초의 열마디 말은 그 뒤의 10만 마디의 말보다 더 중요하다."

- 엘머 휠러(세일즈 거장)

말을 잘하는 것은 쉬운듯 어렵고, 어려운 듯 쉽다. 말을 잘 한다는것은 무엇보다 실수를 안 한다는 것을 전제로 한다. 대학 생활 중 전공수업뿐 아니라 교과외 과정에서도 대중앞에서 발표해야 할 경우가 정말 많다. 특히 간호학과는 졸업 후 환자에게 교육을 하거나 보호자와 상담을 하게 되는 경우가 많아 전공수업중 교수님들이 의도적으로 발표를 많이 하도록 유도한다. 이 장에서는 자신있게 표정을 담아 말하는 방법을 살펴보자

1 말씨

기본원칙은 말하는 목적을 의식하며 상대방의 입장을 생각해서 정확한 발음, 밝은 목소리, 적당한 속도로 상대방의 눈을 보고 반듯한 자세로 임한다.

상대방이 알아듣기 쉽게 시간, 사람, 상황(TPO)에 맞게 말한다. 적당한 호칭과 존칭어를 사용하도록 한다. 간호 임상실습지도자들과 간담회/평가회를 통해 듣게 되는 학생들 지도요구사항 중 말씨가 있다. 학생들은 자신의 할머니/할아버지 같은 연령의 어르신들에게 편안하게 대하기 위해 사용하는 말투가 다른 방문객이나 보호자들로 하여금 '학생이 실습 하는 것 같은데 어른들에게 반말하네?'라고 오해를 받을 수도 있다.

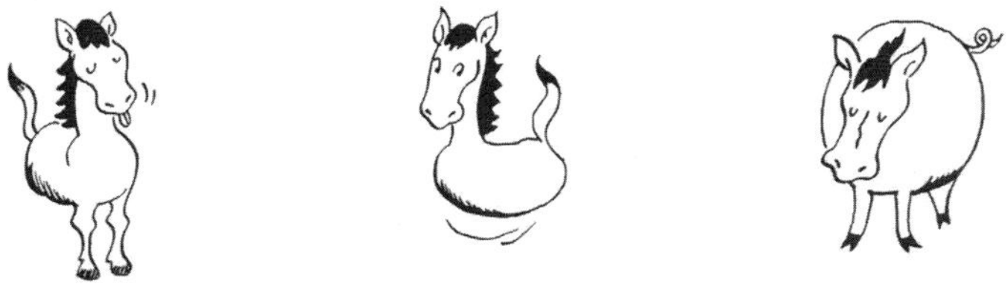

그림 12-1 말 같지 않은 말

예를 들면 "할머니~ 점심 밥 먹었어어~~", "할아버지! 물리치료 받으실 때 자전거타기 15분 동안 하셔야 된디, 오늘 안 하셨담서?". 일 대상자와 손자처럼 다정다감해지고 친근한 지역사투리가 섞이면 대화체에서 '다까체'가 아닌 '요조체'가 쓰이면서 타인에게 반말섞인 비전문적인 고객대화체로 불만족 요소가 된다. 그러므로 아무리 대상자와 친근해졌다하더라도 공손한 말씨를 끝까지 분명하고 부드럽게 쓰도록 주의해야한다.

그림 12-1은 '말 같지 않은 말'이라는 그림으로 필자의 강의 때 자주 등장하는 말이다. 어떠한가? 나는 말 같지 않은 말을 무의식적으로 너무 많이 쓰고 있지는 않은가?

집안에서 부모 형제들에게 말 같지 않은 말을 쓰고 있지 않은지? 특히 학교에서도 교수님과 선배들에게 '말 같지 않은 말'을 쓰게 되는 상황은 언제이고, 어떻게 사용하고 있는지 동료들과 나눠보자.

예시) 언니야? 라면 좀 끓여줘!, 원경교수님~ 레포트 언제까지 제출하라구요?

2 듣기

좋은 말을 하는데는 훈련이 필요하고 나쁜 말을 참는데는 의지가 필요하다. 말을 하는 것은 중요하지만 듣는것은 정말 어렵다. 듣기를 잘 하려면 맞장구를 잘 해야한다는 말이 있다. 옳다. 그런데 상대방의 말을 들으며 맞장구를 하다보면 상대방의 말을 중간에 자르고 내가 말하고 있는 경우가 허다하다. 의식적으로 적극적인 반응을 보이다보니 나에게 또래상담을 의뢰해왔던 친구에게 내가 상담을 하고 있는 경우도 허다하다. 아무말 대잔치를 열고 나쁘게 말하게 되는 유혹을 꾹 참아보자.

자, 2명씩 짝을 지어 친구에게 이야기를 해보자.

▸ 3분 동안 어제 있었던 일을 이야기한다.

▸ 듣는 역할을 하게 되는 친구는 다음 3가지를 주의한다.

'귀를 열고 진심으로 들어 줄 것'

'상대와 눈을 맞출 것'

'하고 싶은 말이 있으면 그냥 고개만 끄덕여 줄 것'

맞장구치고 싶은 '진짜?', '아, 정말 좋았겠다' 와 같은 말이 있더라도 꾹 참고 고개만 끄덕여준다.

▸ 역할을 바꾸어서 이야기한다.

▸ 느낀 소감을 적고 서로 나누어보자

어떠한가? 우리는 대화를 하면서 나도 모르게 습관적으로 추임새를 넣고 맞장구를 치곤한다. 때로는 의식적으로 적극적인 반응을 보이기도 한다. '내가 이만큼 당신의 말에 집중하고 있습니다.'라는 메시지를 전달해야 한다고 배웠기 때문이다. 혹 느꼈을지도 모르겠으나 3분이 이렇게 긴 시간이었나 싶을만큼 길었을 수도 있고 내 안에 이렇게 하고 싶은 말이 많았나? 생각될 수도 있다. 내 이야기를 누군가가 온전히 몰입해서 들어주는 '온전한 수용'을 경험했을 수도 있다. 간호사가 되어 접하게 되는 환자들의 말에 대해 습관적인 반응을 잠시 멈추고 상대방이 오롯이 자기 이야기를 할 수 있는 공간을 내어주는 훈련이 필요하다.

3 자기소개

갑자기 자기소개를 해야 할 경우가 종종 있다. 고등학교를 다닐때까지는 그저 "OO고등학교 O학년 O반 OOO입니다." 라고 소개하면 별다른 어려움이 없었지만 대학생이 되고나면 간단한 소속을 밝히는 자기소개와 함께 멋지게 한 말씀하라는 압박을 받는다. 대학에서는 동아리, 학생회, 봉사활동 등 다양한 활동을 하게 되고 아르바이트 면접이나 본격적인 취업 면접 시 자연스레 30초~3분동안 자기소개를 요구받는다.

그러므로 평상시 타인들에게 나를 어떻게 소개할지 많은 훈련이 필요하다. 나를 소개할 때 자연스레 이야기하듯 편안하게 소개하기란 쉽지 않기 때문이다. 자신의 취미, 강점 등을 살려서 소개할 수도 있고, 성격유형을 토대로 소개할 수도 있다.

3분 동안 자기소개를 해보라는 요구를 받으면 대부분 "OO대학교 OO학과 OOO입니다."라고 인사하고는 더 이상 할 말이 생각나지 않아 뻘쭘해 있거나, 고학년이 되면 장황하게 자기소개를 하여 '괜히 시켰네~' 하는 느낌을 주기도 한다. 3분 동안 자기소개를 한다는 것은 정말 긴 시간이다. 일반 사람들은 2분 30초가 지나면 지루함을 느낀다는 통계도 있다. 그러므로 청중들의 눈살을 찌쁘리지 않게 자연스레 자기소개와 함께 한 말씀 해야 할 때는 '4사'를 기억한다. 서비스 명강사 조관일은 기억해둬야 할 스피치 공식으로 '4사'를 추천하는데 인사-감사-헌사-찬사이다.

인사는 "안녕하십니까? OO학과 OOO입니다." 감사는 말할 기회를 준 것, 함께 할 수 있다는 것에 대하여 감사한 점을 언급한다. 찬사는 관련 인물이나 행사준비 관련 등에 대해 칭찬하는 것이고 헌사는 '드리는 말' 스피치의 주제를 의미한다. 이 4가지를 꼭 순서대로 하지 않아도 된다. 순서를 바꿀 수도 있고 상황에 따라서 모두 말하지 않아도 된다. 간혹 멋지게 한 말씀 하고 자리에 앉았는데 '엇 내 이름을 말 안 했네~' "그런데, 저 사람 이름이 뭐야?" 하는 경우가 있다. 자기 이름을 말할 때는 "김원경이라고 합니다." 하기보다는 "김원경입니다." 라고 군살없이 명료하게 이름을 전달한다.

4 발표

간호학과에서는 교과과정이나 교과외 과정에서 발표하게 되는 일이 비일비재하다. 환자나 보호자의 교육을 해야할 경우가 많으므로 학부에서 미리 훈련하는 일환이기도 하다. 팀 발표를 해야 할 때 스스로 발표를 선택하기도 하지만 발표하기를 서로 꺼리는 탓에 무작위로 발표자가 선택되기도 한다. 그렇다고 대충 발표하여 팀의 감점 요인으로 이바지했다가는 팀원들에게 눈총받기 쉽다. 발표는 내가 아닌 듣는 이를 위한것이므로 아무리 많은 사람이 내 앞에 앉아 있다고 하더라도 오직 한 사람과 대화한다고 생각하고 준비하자

1) 발표자의 태도

- **복장:** 단정한 옷차림으로 준비한다. 아무리 학과친구들 앞에서 발표하는것이라지만 너무 편안한 복장은 보는이를 민망하게 한다. 밤새워 준비하느라 잠을 못잤다면서 마스크쓰고 집에서 입던 옷을 그대로 입고 등교한것 같은 발표자의 복장은 참으로 당혹스럽다.
- **자세:** 청중을 향하여 눈을 맞추며 발표한다. 원고만 쳐다보고 읽는다든지, PPT화면만 보고 읽어가는 발표자의 자세는 감점받기 쉽다. 발표 중 사용하게 되는 제스쳐 역시 너무 산만하면 청중이 집중하기 어렵다. 중요한 단어와 문구, 문장을 강조할때는 제스처를 적극적으로 활용한다. 다만 발표 중 팔짱을 낀다든지 뒷짐을 지거나 손마디를 꺽으면서 소리를 내거나 손바닥을 비비는 동작은 좋지 않은 인상을 남

기는 피해야 할 제스처이다.

- **음성:** 강약, 고저, 멈춤 기법을 활용하여 분명한 목소리로 전달한다. '말 잘한다는 소리를 들으면 소원이 없겠다' 저자 정흥수는 청중을 집중하게 만드는 톤의 비밀로 "안녕하세요?" 인삿말을 할 때 낮은 음으로 '안'을 시작해서 글자마다 반 계단씩 톤을 올려 '요'가 가장 높은 음으로 끝내도록 권한다. 논리정연하고 분별력 있어 보이는 말투를 구사하고 싶거나 특별히 힘을 실어야 할 내용에 어울린다. '안녕하세요' 한 문장 안에서 낮은음으로 시작해서 점점 톤을 올린다는것이 핵심이다. 많은 연습이 필요하다. 연습하지 않으면 마지막의 '요'에서만 올리게 된다. 문장의 처음은 저음으로 시작하고 문장 끝은 힘있게 올려서 청중을 집중하게 한다. 또한 불필요한 말습관, 간투사로 음.. 어~ 예~ 엉.. 음쪕 등 긴장할 때 자기도 모르게 나오는 말투를 사용하는 습관은 학생때부터 없애도록 노력한다.

2) 발표 내용

아무리 간단한 발표라도 스크립트(Script; 각본, 희곡이나 극본에서 다루는 지시나 대화)를 써서 발표내용을 준비한다. 내용은 결론- 이유 사례-요약으로 구성한다. 쉽게 말하는 것이 진짜 실력이다. 듣는이로 하여금 그 내용이 그림으로 그려질 수 있다면 최고로 설득력 있는 발표가 된다. 스크립트를 준비할 때는 발표자(또는 팀) 소개 - 발표 내용 - 최종요약 - 질문의 순서로 구성하여 "그래서, 뭐"를 스스로 질문하면서 발표 내용을 준비한다.

대학에서 과제 발표를 할 때는 대부분 파워포인트(PPT)를 활용하여 발표하게 되므로 슬라이드 한 장에 45초 동안 전달할 수 있는 내용으로 편성한다. 1분 30초가 지나면 듣는 사람이 약간 지루해 하기 시작한다. 발표자의 말보다 청중의 입장에서 PPT 화면의 내용을 모두 눈으로 읽었기에 내용 파악이 끝난 상태이기 때문이다. 아나운서들은 1분 45초 이내에 한 화제의 뉴스를 전달하곤 한다. 그러므로 발표시간이 15분으로 주어지면 제목 - 목차 - 내용 - 질문의 순서로 내용 슬라이드 15개를 만들어 하나의 슬라이드에서 아무리 길어도 2분을 넘기지 않도록 발표자료를 구성한다. 설득하고 싶다면 상대의 입장에서 스크립트를 작성하여 소리내어 연습하고 녹음해서 듣고 고치기를 수차례 반복해야 완전히 내것으로 되어 성공적인 발표를 기대할 수 있다.

자, '내 인생에서 가장 기억에 남는 여행지'라는 주제로 3분 스피치를 해보자.

5 보고 기법

보고를 해야 할 때는 지시내용을 잘 듣는것에서 출발한다. 학생간호사로서 실습을 시작할때도 그렇고 취업 후 신규간호사가 되어서 선임간호사에게 지시를 받으면 무슨 말인지 알아듣지 못해서 우왕좌왕할때가 많다. 지시내용을 들을 때는 왼손에 수첩을 펼치고 오른손으로 육하원칙(가능하면)하에 메모를 하면서 듣는다. '언제, 무엇을, 어떻게, 어디서, 누가(누구에게), 왜' 메모를 하고 나면, 잘 들었음을 확인하기 위해 지시내용을 복창한다. 의문점이 있으면 현장에서 즉시 확인해야 한다. 지시사항이 끝나면 "네~ 알겠습니다." 인사로 마무리한다.

예를 들면 "7321호 김**환자 혈압을 측정해서 박☆☆선생님께 보고하라는 말씀이시죠?" 지시내용이 하나라면 별다른 문제가 되지 않을 것이나 2~3개가 될 경우(보통은 학생실습 중에는 아무리 사소한 것이라도 한 번에 하나씩 지시를 받게 될 것이다.) 제일 먼저 들은 지시내용이나 마지막으로 들은 지시내용만 이행하고 제대로 수행했다고 하는 학생이나 신규간호사를 보곤 한다. 그러므로 제대로 듣고 확인하여 제때 수행하는 것이 간호의 첫 걸음이다. 임상현장에서 의사(Dr)의 구두지시를 받게 될 경우가 간혹 있는데, 학생 때부터 지시내용을 육하원칙하에 메모하여 확인 - 복창 - 수행 - 결과보고가 훈련이 된다면 의사소통 오류를 예방하게 될 것이다.

이후 보고를 해야 할 때는 먼저, 지시사항을 완료하면 즉시 결론 - 이유 - 경과의 순서로 보고 한다. 지시내용을 나중에 보고해도 되는 경우는 임상현장에서 거의 없다. 두 번째 끝까지 분명하고 명확한 어조로 말의 속도를 알맞게 하여보고 시간에 맞추어 보고 한다. 응급상황이라면 보고가 나중이 되기도 하지만 응급 순간의 상황에서도 보고해야 하는 경우도 있다. 세 번째 내 생각이나 느낌이 아니라 사실만을 보고 한다. 경우에 따라 대상자를 관찰하고 난 후 나의 느낌을 보고 하게 될 경우도 있다. 이때는 나의 느낌이나 생각이라는 것을 강조하고 내가 관찰한 사실만을 보고 한다. 네 번째 중간보고가 필요한 경우도 있다. 결과가 예상보다 늦어질 경우 중간보고는 필수적이다. 마지막으로 좋지 않은 일일수록 빨리 보고 한다. 더불어 먼저 보고했던 내용이 잘못된 것이라면 즉시 사과하고 정정한다.

병원에서 임상실습을 시작하면 근무조가 바뀔때마다 간호사 선생님들이 각 듀티별로 인수인계 하는것을 관찰할 것이다. 인수인계는 해당 듀티에 있었던 일과 다음 듀티에서 해야할 일을 전하는 과정이다. 시간별로 발생하는 사건의 흐름을 전달한다. 그 과정에서 의학용어라는 언어를 사용한다. 의학용어는 간호학과 1학년 때 배우게 되는 교과목으로 학점과 상관없이 지속적으로 익혀야 할 이유이다. 의학용어를 숙지하지 못하면 인수인계를 알아듣지 못하고 외래어 같은 느낌을 받게 될 것이다. 인수인계 중간에 의학용어가 많이 섞여있기 때문이다. 듣는 도중 '무엇이 중요한가?' 생각하면서 들어야 환자 간호를 수행할 때 오류나 누락이 발생하지 않는다.

6 습관화 해야 할 3대 경제용어

간호사가 되면 다양한 현장에서 고객을 맞이한다. 간호학과에서 3학년부터 실습하게 되는 임상현장이나 보건소, 학교에서 절실하게 느끼게 될 것이다. 간호사가 맞이하는 고객은 신생아부터 임종직전의 고령층까지 건강한 사람, 몸이 불편한 사람, 마음이 불편한 사람, 동료 간호사, 의사, 보건의료 종사자, 보건행정가 등 정말 다양하다. 간호법 12조, 의료법 2조에서 간호사의 업무를 살펴보면 첫번째가 환자의 간호요구에 대한 관찰, 자료수집, 간호판단 및 요양을 위한 간호이다. 간호요구에 대한 자료를 수집하고 판단하는 과정에서 고객과의 대화를 통하여 전달하려는 의사를 명확히 이해시킴은 물론 그 과정을 통하여 친절함과 정중함이 동시에 전달되어야 한다. 현장에서 고객들과의 서비스 화술에서 가장 많이 사용해야 할 접객용어는 **'예'**, **'고맙습니다'**, **'죄송합니다'** 이다.

[예]는 대표적인 접객용어로서 가장 간단한 표현이나 가장 짧은 말이면서도 상대방의 기분을 좋게 하는 말이다.

[고맙습니다]는 고객의 요구를 받거나 들어주면서, 실습뿐 아니라 간호사로 근무하면서 수 많은 환자와의 접점에서 환자들이 불평없이 나에게 내 줄 때 무조건 '고맙습니다'를 덧붙이는것이 좋다. 조금만 생각해보면 동료나 후배 교수님 등 상대가 없으면 자신도 존재할 수 없기 때문이다. 집에서도 부모님 형제자매... 감사의 표시, 고마움의 행동표현으로 '고맙습니다' 소리내어 훈련하자. "고맙습니다" "감사합니다"는 우리가 가장 많이 사용해야 할 접객용어이다(국립언어연구원의 해석에 의하면 '고맙습니다.'가 순수한 우리말이며 그 뜻이 더 좋다고 한다).

[죄송합니다]는 외국인들에게 듣는 Thank you와 더불어 I'm sorry, excuse me 흔한 표현이다. 우리는 미안한 생각이 없어서 못하는것이 아니라 '미안합니다.' '죄송합니다.' 습관화가 되어 있지 않아 그럴 수 있다. 고객에게 조금이라도 폐를 끼쳤다거나 폐를 끼친것이 아니더라도 고객의 요구에 흡족치 못한 정도만 되어도 '죄송합니다.' 라고 고개를 수그려 정중함을 표현해야한다. 이럴 때 침묵은 절대로 금이 아니다. 죄송합니다 표현은 내가 상대보다 부족하고 못나서 하는 말이 아니다. 환자에게 진심어린 '죄송합니다'는 의료소송도 예방할 수 있는 가장 경제적인 용어이다.

자, 함께 연습해보자

"예~ 알겠습니다." '알' 자부터 '다'까지 반계단씩 올려가며 발음하기

"고맙습니다." '고' 자부터 '다'까지 한계단씩 올려가며 발음하기

"죄송합니다." '죄' 자부터 '다'까지 동일선상에서 평상시 보다 반 계단 낮게 발음하기

언어에 품위를 주는 발음 연습

※ 말하기 훈련책자나 인터넷 등에서 쉽게 찾아볼 수 있는 발음연습이다.

[‘의’자 발음]

첫째 낱말의 첫 글자로 올 때는 ‘으이’로 연속 발음한다.

예) 의심 → 으이심, 의사당 → 으이사당, 의미 → 으이미

둘째 낱말의 중간이나 끝(어미)에 올 때는 ‘이’가 된다.

예) 김의원 → 김이원, 민주주의 → 민주주이, 의의 → 으이이

셋째 소유격 조사(토씨)로 오는 ‘의’는 ‘에’라고 발음한다.

예) 나의 → 나에, 나라의 → 나라에, 민주주의의 → 민주주이에

실습)

의사의 의무

간호개념의 의의의 중요성

화술 강의의 기본적인 의의는 의사소통에 있습니다.

[어려운 말 연습]

※ 장음 단음을 구별하고 멈춤을 활용하여 말 맛을 살려 연습해보자

- 가기구게고 / 나니누네노 / 다디두데도 / 라리리루로 / 아이우에오
- 저 찹쌀 쌀 찹쌀 / 고목 나무 묘목
- 중앙청 창살 쌍 창살 시청 창살 외 창살
- 간장 공장 공장장은 강 공장장이고 된장 공장 공장장은 장 공장장이다.
- 한양 양장점 옆에 한영 양장점 한영 양장점 옆에 한양 양장점
- 이분은 백 법학박사이시고 저분은 박 법학박사이시다
- 내가 그린 구름 그림은 새털구름 그린 그림이고 네가 그린 구름 그림은 뭉게구름 그린 그림이다.
- 앞집 팥죽은 붉은팥 풋 팥죽이고, 뒷집 콩죽은 햇콩 단콩 콩죽이고, 우리 집 깨죽은 검은깨 깨죽인데 사람들은 팥죽, 콩죽, 깨죽 죽 먹기를 싫어하더라
- 꿀꿀이네 멍멍이는 꿀꿀해도 멍멍하고, 멍멍이네 꿀꿀이는 멍멍해도 꿀꿀한다.

말하기 진단 체크리스트

자신이 말하는 모습에서 무엇이 가장 문제라고 생각하는가? 목소리가 듣기 싫은가? 발표만 하면 머릿속이 하얘지는가? 사람들이 지루해하는 것 같아 금방 주눅이 드는가? 아래 체크리스트 중 자신에게 해당하는 사항에 표시해보자. 표시가 많은 단계부터 하나씩 고쳐보자

1단계

목소리

- ☐ 목소리에 힘이 없다.
- ☐ 조금만 크게 말해도 목이 아파서 자주 물을 마신다.
- ☐ 시끄러운 곳에서 잠깐 대화를 해도 목이 아프다.
- ☐ 나의 목소리 톤은 고음이다.
- ☐ 녹음한 내 목소리가 듣기 싫다.
- ☐ 말끝을 흐지부지 얼버무린다.
- ☐ 발표할 때 목소리가 자주 떨리는 걸 느낀다.

2단계

발음

- ☐ 웅얼웅얼한다는 소리를 듣는다.
- ☐ 상대방이 내 말을 되묻는 경우가 많다.
- ☐ 부모님, 선생님으로부터 똑바로 말하라는 소리를 들었다.
- ☐ 치아를 교정한 뒤부터 발음이 나빠진 걸 느낀다.
- ☐ 특정 발음이 되지 않는다.
- ☐ 발음 연습을 위해 책을 읽으며 연습한 적이 있다.
- ☐ 혀가 짧은 것 같다.

3단계

말투

- ☐ 오래 말하면 사람들이 지루해할까 봐 걱정된다.
- ☐ 사투리를 고치고 싶다.
- ☐ 아이처럼 말한다는 이야기를 듣는다.
- ☐ 재미있게 이야기 하는 사람이 부럽다.
- ☐ 영혼 없이 말한다는 소리를 듣는다.
- ☐ 전문가처럼 말하고 싶다.
- ☐ 흥분하면 말이 빨라질 때가 있다.

4단계 **발표**	□ 발표만 하면 머릿속이 하얘진다. □ 발표 자료를 만드는 시간이 오래 걸린다. □ 발표를 앞두고 머릿속으로 떠올리면 연습한다. □ 보통 혼자서 발표 연습을 해왔다. □ 발표 내용을 달달 외워도 무대에 서면 까맣게 잊는다. □ 무대에 서면 손과 다리까지 바들바들 떨리는 것 같다. □ 발표는 웬만하면 피하고 싶다(또는 피하며 살아왔다).
5단계 **비언어**	□ 눈을 보고 말하는게 떨린다. □ 발표할 때 한 곳에 서서 한다. □ 손을 많이 쓰면서 말하는 편이다. □ 발표할때 손을 어떻게 해야 할 지 모르겠다. □ 짝다리를 짚고 선다. □ 내 모습이 당당해 보이지 않는다. □ 내 모습을 촬영해서 보는것이 부끄럽다.

출처: 말 잘한다는 소리를 들으면 소원이 없겠다. 정흥수 p10~11.

13

1日 30分

‘시간’하면 가장 먼저 떠오르는 생각 두 가지가 있을것이다. ‘되돌리고 싶다.’, ‘되돌릴 수 없다.’ 시간이란 누구에게나 되돌릴 수 없는 자원이다. 벌써 학기를 마무리하는 시점이 되었다. 여러분은 학기를 시작하면서 ‘나의 꿈, 나의 목표’에 대해 생각하고 직접 적어보았다. 그 꿈에 대해 구체적으로 다듬어 보기도 하였다.

다시 한 번 학기초에 적었던 그 꿈을 지금 소리내어 다시 읽어보자

어떠한가? 나의 꿈이 모두 이루어졌는가? 아니면 하고자 했던 그 꿈을 향한 노력이 뒷받침되지 않아 ‘에이~ 그럼 그렇지’하고 자기 혐오를 하게 되는가? 자기관리와 좋은 습관 형성은 쉽지않다. 그러나 습관을 만드는것은 처음에만 힘들다는 사실이 기분좋게 한다. 어떤 행동을 하나의 습관으로 바꿀 정도로 오래 유지하면 그때부터 여정이 다르게 느껴질 것이다. 2009년 런던대학교에서 행동이 습관이 되기까지 얼마만큼의 시간이 필요한가? 새로운 행동이 자동적으로 혹은 몸에 밴 것처럼 나오기 시작하는 순간이 언제인지 알아보기로 했다. 새로운 행동을 시작한 그 행동을 유지하기 위해 들이는 노력이 최저점을 찍었을 때 ‘자동성’이 나타난다. 연구결과 새로운 행동이 삶의 일부가 되도록 하나의 습관을 확립하기 까지 빠르면 18일에서 254일까지 다양했지만 행동이 습관으로 자리 잡는데는 평균 66일이 걸렸고, 쉬운 행동은 그보다 더 짧게, 힘든 행동은 더 오래 걸렸다. 이처럼 올바른 습관을 기르는데는 시간이 걸리므로 금방 포기하기에는 이르다. 올바른 습관을 형성하고자 하는것이 무엇인지 정한 다음, 그것을 습관으로 확립하는데 필요한 시간을 할애하고 그것을 발달시키기 위해 필요한 모든 통제력과 훈련을 동원해야 한다. 한 번에 좋은 습관을 두개 이상 만들 수 있을 정도로 강한 정신력을 가진 사람은 없다. 위대한 성공을 거둔 사람도 초인은 아니다. 그들은 모두 하나의 중요한 습관을 들이기 위해 선택적 집중을 발휘한 것이다. 일단 습관이 형성되면 그 습관을 더욱 발전시키거나 필요에 따라 또 다른 습관을 만들어 꾸준히 실천했던 것이다.

다음 질문에 스스로 답해보자

☑ 학기초에 작성했던 목표 중 성취한 것과 성취하지 못한것의 차이는 무엇인가?

성공에는 한가지 진실이 있다. 이번 순간에 무엇을 하느냐가 다음 순간에 무엇을 경험하느냐를 결정한다. 여러분의 '현재 지금'과 모든 '미래 지금들'은 분명 여러분이 이 순간에 설정하는 우선순위에 따라 결정된다. 사람들은 작은 보상보다는 큰 보상을 좋아하면서도 현재의 보상과 미래의 보상을 비교할 때는 현재의 보상을 훨씬 더 선호한다. 미래의 보상이 훨씬 크더라도 말이다. 대부분 보상이 먼 미래일수록 그것을 달성하고자 하는 즉각적인 동기가 줄어들기 때문이다. 그러나 여러분도 1960년대 후반과 1970년대 초 미국의 스탠퍼드 대학교 심리학 교수인 월터 미셸(Walter Mischel) 교수 연구 팀이 수행한 심리학·교육학 분야의 고전 실험인 스탠퍼드 마시멜로 실험(Stanford marshmallow experiment)을 익히 들어 알고 있을 것이다. 15분을 기다려서 마시멜로를 하나 더 먹었던 4~6세 아동들의 성취도를 추적한 결과 유혹을 좀 더 오래 참을 수 있었던 아동들은 청소년기에 학업 성적이 우수했고 SAT(미국 대학입학 자격시험) 점수가 평균 210점 더 높았으며 자아존중감이 높고 좌절과 스트레스를 견디는 힘도 강했다. '우수한 만족 지연자들'의 만족을 지연시킬 수 있는 능력은 미래의 성공을 가리키는 매우 중요한 지표였던 것이다. 이러한 결과는 이후 다른 연구 팀들의 비슷한 연구에서도 거듭해서 확인되었다.

우리에게는 유혹을 뿌리치고 올바른 우선순위를 정하고 목적의식을 완수하는데 조금 더 가까이 다가설 수 있는 단순한 사고방식이 필요하다. 현재에 근거한 목표 설정이 바로 그것을 도와줄것이다. 우리는 과도하게 낙관적이고 스스로의 능력에 대해 평균 이상이라고 자부하는 경향이 있다. 그래서 어떤 결과에 수반되는 과정을 철저하게 생각하지 않는 우(愚)를 범한다. 계획의 오류(planning fallacy)를 범하지 않으려면 현재에 근거한 목표설정과 함께 목표 달성에 필요한 여러 단계를 각각으로 쪼개어 생각하면 남다른 성과를 위한 전략적 사고를 할 수 있게 된다.

☑ 5년 후 내가 취업하고 싶은 분야는 어디인가?

☑ 현재의 공부습관으로 내가 희망하는 학점을 취득할 수 있는가?

두 질문 사이에는 많은 것이 생략되어 있다. 위의 질문에서 성공적인 답변을 이끌어내려면 '현재의 나'와 '현재를 살고 있는 미래의 나'가 일치할 수 있게 하나의 끈으로 연결되어 있어야 한다. '오늘의 나'와 '미래의 나'가 단단한 쇠사슬까지는 아니더라도 끊어지지 않게 연결되어야 할 끈이 필요하다. 우선순위를 설정하고 미래의 내가 현재에 살면 된다.

"여기에서 어느 방향으로 가야 하는지 알려주시겠어요?"
"그건 네가 어디로 가고 싶어 하느냐에 달렸지"
고양이가 대답했다.
"어디로 가든 상관없어요."
앨리스가 말했다.
"그렇다면 어느 방향으로 가든 상관없잖아?"

루이스 캐럴의 〈이상한 나라의 앨리스〉에 등장하는 앨리스와 체셔 고양이와 의 대화를 보면 목적의식과 우선순위의 밀접한 관계가 잘 나타나있다. 새로운 하루가 시작될 때마다 우리에게는 선택권이 주어진다. '무엇을 해야 할까?' 방향이나 목적의식 없어도 무슨 일인가를 하면 어디론가 갈수는 있다. 하지만 목적의식을 가지고 어딘가 가는 경우라면 반드시 가야하는 그곳에 도달하기 위해 '해야만 하는' 행동이 뒤따라야 한다.

〈100일 아침습관의 기적〉 켈리 최는 최고의 나를 만나기 위해 하루 20분을 투자하라고 한다. 모닝스크립 20분. 3분 시각화 - 3분 확언 - 1분 명언 필사 - 3분 독서 - 10분 운동으로 이어진다. 주어진 하루를 어떻게 보낼지 시각화하여 가장 완벽하게 보내는 모습을 구체적으로 상상하고 하루의 목표가 잠재의식에 타투처럼 새겨지도록 소리내어 긍정적으로 말한다. 성공자들이 인생의 철칙으로 삼는 한 문장을 손으로 쓰는 명언필사로 자신의 의지를 관철한다. 아침에는 자기계발 관련 책을 읽고 가벼운 스트레칭, 복식호흡에 중점을 둔 요가 동작, 전신운동인 플랭크 자세를 취하는것이다.

보통 '노력'이라는 단어를 떠올리면 가능한 한 많은 시간과 자원을 들여서 그 안에서 최선의 결과를 뽑아내는 모습이 상상된다. 하지만 노력은 그 방향과 방법을 정확히 아는것으로부터 다른 차원으로 확장될 수 있다. 여러분도 위의 예시로 들었던 독서습관과 건강한 다이어트가 목표인 학생들도 있을것이다. 정말 바뀌고 싶고 이루고 싶은 생각이 간절할 것이다. 앞으로 실천하려 할 때마다 '아~ 오늘은 정말 피곤해', '너무 더워(추워)', '너무 늦었어' 현실적인 핑계가 나를 움직이지 못하게 할 수도 있다. 그럴때는 미사일을 발사하기전 10초 카운트다운을 시작하듯 5-4-3-2-1 숫자를 거꾸로 세고 미사일 발사하듯 몸을 일으켜 움직인다. 이를 5초의 법칙이라고 하는데 5초의 법칙은 '시작의식'이며 전전두엽 피질(Prefrontal lobe)을 활성화해서 행동변화를 돕는 과정이다. 전전두엽은 우리가 집중하거나 의도된 행동을 취할 때 활성화되는 뇌부위로 기저핵, 습관관리, 활성화에너지, 가동성, 인지편향, 신경가소성, 전진원리, 통제위치등에 영향을 준다. 일상에서 행동을 바꾸기 위해, 마인드콘트롤을 위해 5초의 법칙을 사용한다. 그렇지 않으면 우리 뇌는 '괜찮아~ 내일 하지 뭐'라고 방해를 시작할 것이다. 농구선수가 쏘지 않은 슛은 100% 놓친다.

대부분의 사람들은 자신이 어떤 미래를 실현하고 싶은지 모른다. 사실 고민조차 하지 않는다. 잠재의식은 최고의 미래를 실현하도록 돕는 역할을 한다. 최고의 미래를 현실화해줄 목표를 정해라. 그리고 그 목표를 강렬하게 지속적으로 잠재의식에 넣어라. 목표가 잠재의식에 각인되면, 반드시 물질세계에 실현된다. 잠재의식이 진정으로 당신을 돕기 위해서는 반드시 선행되어야 하는 것이 있다. 그것은 여러분이 서있는 현재 위치를 아는 것이다. 목표를 달성하기 위해서는 여러분이 서있는 현재 좌표에서 최고의 미래로 나아가야 하기 때문이다. 이 과정에서 가혹한 현실 직시가 이루어진다. 목표가 높을수록 고통은 더 커진다. 목표가 높을수록 현재 자신의 모습이 너무나 초라하기 때문이다. 공부를 잘하는 학생들은 메타인지가 높다. 그들은 자신이 부족한 점이 무엇인지, 무엇을 보완해야 하는지를 정확하게 안다. 그래서 시험을 치르면 고득점을 받는다. 마찬가지로 목표를 진정으로 이루고자 하는 사람은 자신의 현실을 직시한다. 자신이 얼마나 부족한 사람인지, 스스로 무엇을 보완해야 하는 사람인지 말이다. 목표를 1만 번 쓰고도, 가혹한 현실 직시를 피하는 사람들이 있다. 이들은 아무런 행동을 하지 않는다. 행동을 할 경우, 너무나 초라하고 보잘것없는 자기 자신을 마주해야 하기 때문이다. 너무나 초라하고 보잘것없는 자기 자신을 직면했을 때, 멘탈이 와르르 무너지기 때문이다. 이들은 목표를 1만 번 썼지만, 그 누구보다도 자신이 원하는 목표를 이룰 수 없음을 알고 있다. 왜냐하면 스스로 단계를 밟아나갈 용기가 없음을 잘 알고 있기 때문이다.

☑ 내가 간호학과 4학년을 마치고 졸업 후 현장에 섰을 때 나는 어떠한 모습이고 싶은가?

☑ 내가 간호학과 4학년을 마치고 졸업 후 현장에 섰을 때 나는 어디에서 시작하고 싶은가?

☑ 내가 간호학과 4학년을 마치고 졸업 후 현장에 섰을 때 나는 어떠한 역량을 갖추어 시작하고 싶은가?

위의 목표를 바탕으로 향후 4학년(　　　년)에 내가 할 수 있는것, 해야 할 것은 무엇인가?

위의 목표를 바탕으로 향후 3학년(　　　년)에 내가 할 수 있는것, 해야할 것은 무엇인가?

위의 목표를 바탕으로 향후 2학년(　　　년)에 내가 할 수 있는것, 해야할 것은 무엇인가?

위의 목표를 바탕으로 올해 내가 할 수 있는것, 해야할 것은 무엇인가?

질문에 관해 답변을 생각하고 기록한다는 것이 쉽지 않을 것이다.

나의 목표를 정하는것도 어렵고 그 과정에서 무엇을 해야하고 무엇을 할 수 있고 무엇을 해서는 안되는지 알기도 어렵다.

분명한것은 지금 현재의 내가 만족스럽지 못하다고 생각만 하고 활동이 없다면 5년후라고 달라질것은 없다. 5년 후 나의 목표를 구체적으로 생각하고 현재 내가 해야할 우선순위를 설정하여 '5초의 법칙'을 적용하며 이루기까지 너무 머나먼 이야기처럼 느껴진다면 기간을 좀 더 짧게 잡고 시도해보자!

방학동안 내가 이루고 싶은 목표, 좋은 습관으로 만들고 싶은 단 하나는 무엇인가? 다시 말해 이번 학기를 마치고 다음 학기 개강하기 까지 보통 70여일을 보내게 된다. 그것을 해내기 위해 매일 3분이 필요할수도 있고 30분이 필요할 수도 있다.

70일동안 내가 매일 해내고 싶은 단 하나, 좋은 습관으로 만들고 싶은 단 하나는 무엇인가? 다음 빈칸에 적어보자

예) 독서습관, 아침운동 30분

이제 목표를 적었다면 매일 3분동안 해낼 수 있는 터무니없을 만큼 사소한 계획을 세운 후 30분동안 해야할일을 적어보자 마지막으로 내가 이루고 싶은 이유가 무엇인지 또는 잘 지켜지지 않아서 다시 세우는 목표라면 질문을 적어보자

예) 유튜브, 틱톡, 웹 서핑하면서 멍청하게 시간을 보내는 내가 싫어서 책을 읽고 교양을 쌓고 싶다는 생각에 [책 읽는 습관 기르기]를 목표로 설정했다면,
'저녁 10시에 책을 펼거야, 그런 다음 책상에 앉아 30분 동안 책을 읽을거야' 방학이 끝나면 나는 최소 5권의 책을 읽는다.

예) 최근 야식을 자주 먹다보니 체중이 증량되어 예쁜 옷을 입는 것이 불편하여 [5kg 체중 감량]을 목표로 하였다면
'아침 7시 운동화를 신을거야, 그런다음 공원 운동장을 30분동안 걸을거야' 165cm 키에 53kg 건강한 몸을 유지하는 사람이 야식을 먹을까? 안 먹을까?

이제 두드림플래너에 매일매일 실천할 항목과 시간을 적고 ☒ 완료 표시가 끊어지지 않는 사슬의 역할을 할 수있게 하자. 기억해야 할것은 66일 이상 하루도 빠짐없이 실행한다는 것이다. 오늘의 여러분은 과거 여러분의 결단에 따라 만들어진 존재다. '오늘 하루쯤은 어때?', '어제 너무 피곤했어' 등 예외를 두지 않는다. 결단은 단호하고 분명해야 한다. 새로운 나를 만들기 위한 규칙을 준엄하게 받아들여야 한다. 여러분의 목표가 상상이나 허언이 되지 않도록 아주 작은 일부터 시작하자

좋은 습관은 시간을 내편으로 만들지만 나쁜 습관은 시간을 적으로 만든다. 좋은 습관을 만드느라 또는 나쁜 습관을 버리느라 고군분투하고 있다면 진전이 없는것이 아니라 아직 잠재력 극복기를 넘어서지 못한것일 뿐이다. 물은 100도가 되어야 끓는다. 98도 인데 왜 끓지 않느냐며 불평하는것과 같다. 우리의 뇌는 경험을 통해 습득한 교훈들을 자동적으로 인코딩한다. 우리는 무엇을 배워나가고 있는지 늘 잘 설명할 수 있는것은 아니지만 학습과정은 계속 이뤄지고 있으며 주어진 상황에서 관련 신호를 포착하는 능력은 우리가 가진 습관의 기반이 된다.

변화하려면 어렵고 두려운 일을 해야 한다. 용기와 자신감이 필요하다. 그런데 대부분 괜찮은척 하면서 변화를 그리워하기만 한다. 이제 더이상 ~~ 했어야 했는데, ~~ 할 수 있었는데, ~ 할 걸 그랬네 언제까지 투덜거릴것인가 스스로 일상을 이끌지 않으면 일상에 끌려다니게 될 것이다. '경력'을 거꾸로 읽어보라 그냥 얻어지는 경력은 없다. 방탄소년단, 엑소, 뉴진스, 세계를 뒤흔들고 있는 대한민국 아이돌 스타들이다. 그런데 이들이 세상에 태어났다는 빅뉴스를 보도한 신문은 단 하나도 없었다. 시작은 여러분과 같았다. 안하는 사람은 끝까지 할 수 없지만, 못 하는 사람은 언젠가 해낼 수도 있다.

다음 학기를 시작할 즈음 여러분에게 들려오는 소리 "해냈습니다!" 를 기대한다.

학기를 마치고 내 자신을 돌아보며...

내 자신에게 만족한 점(잘한 점)은?

미흡했던 점은?

다음 학기에 노력할 점은?

[부록]

간호사를 알아가는 진로관련 참고 도서

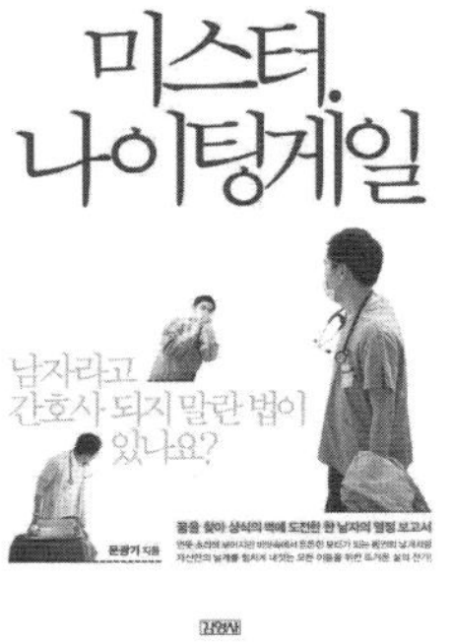

미스터 나이팅게일

문광기
김영사
2014.

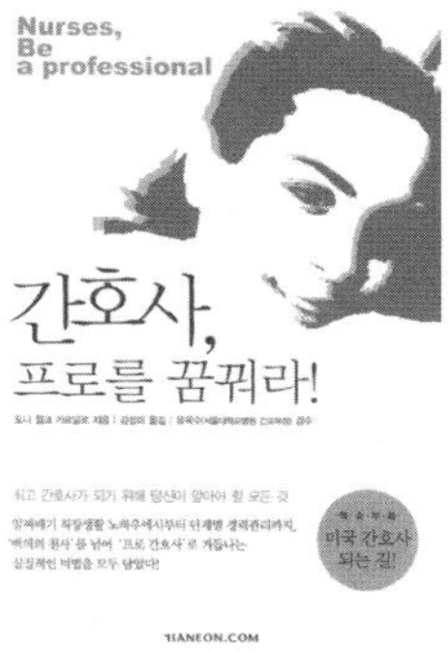

간호사 프로를 꿈꿔라

도나 윌크 카르딜로
한언
2005.

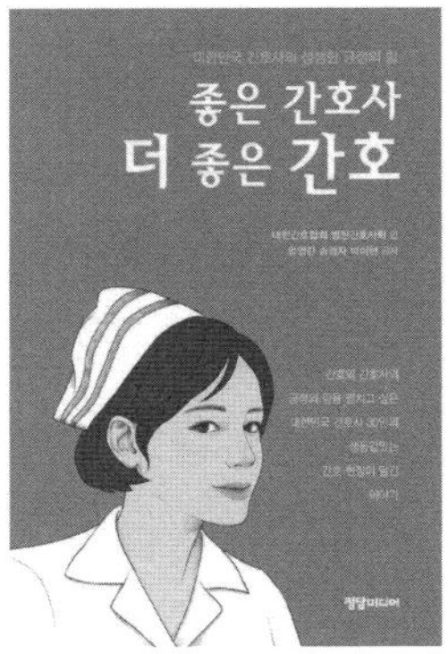

좋은 간호사 더 좋은 간호

병원간호사회
정담미디어
2017.

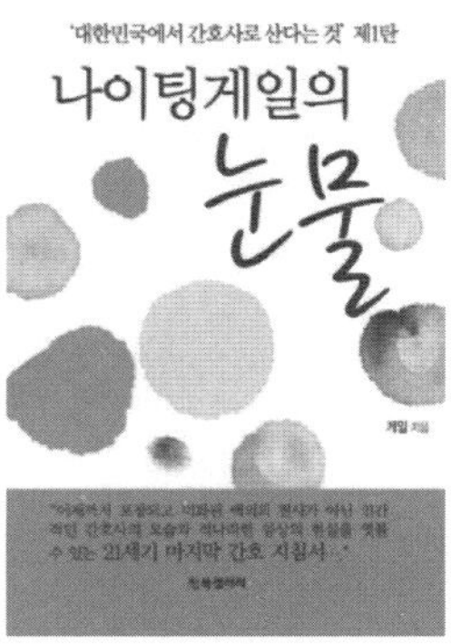

나이팅게일의 눈물

게일
BG북갤러리
2011.

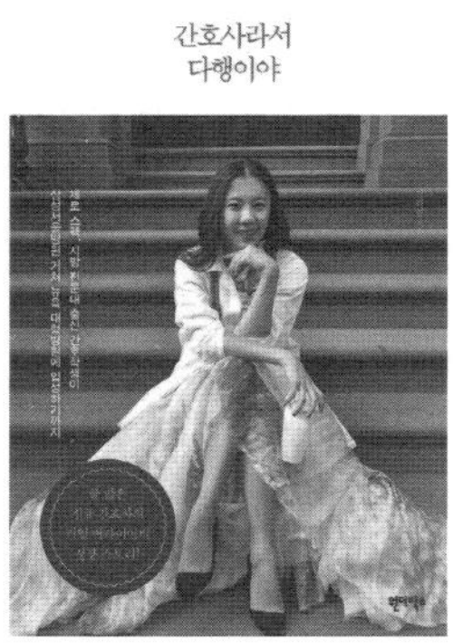

간호사라서 다행이야

김리연
원더박스
2015.

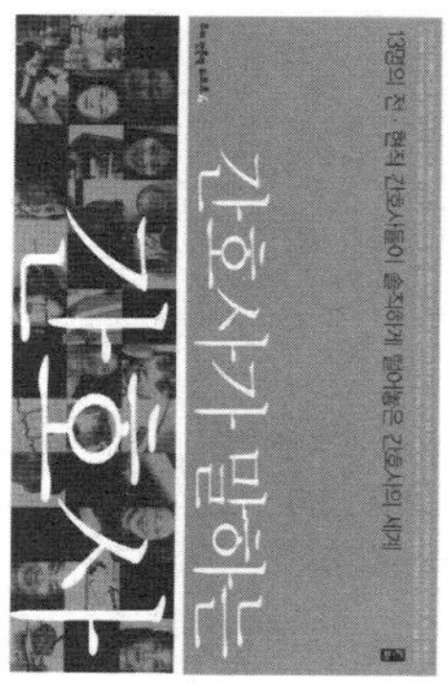

간호사가 말하는 간호사

권혜림 등
부키
2004.

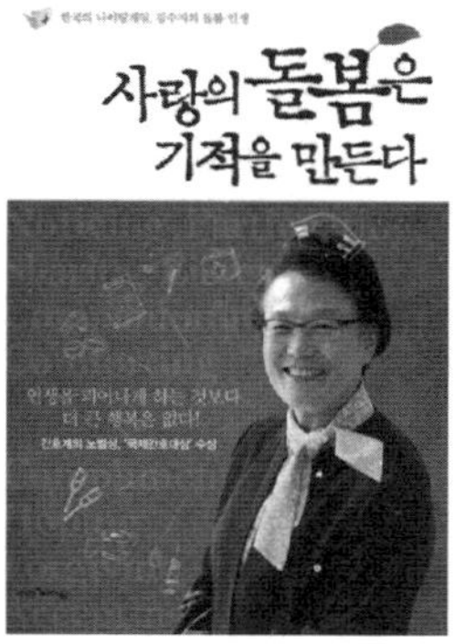

사랑의 돌봄은 기적을 만든다

김수지
비전과리더십
2010.

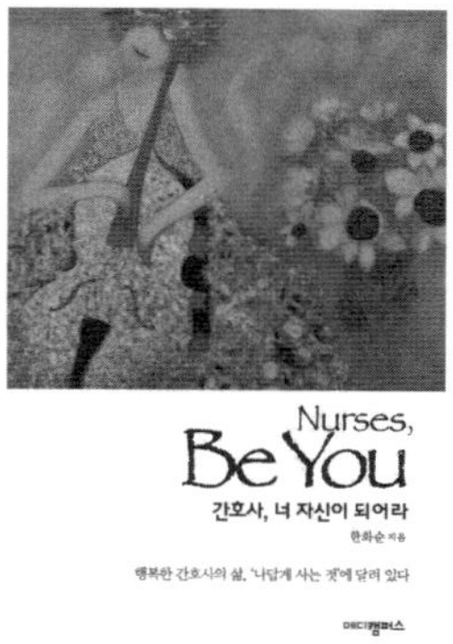

간호사, 너 자신이 되어라

한화순
메디캠퍼스
2015.

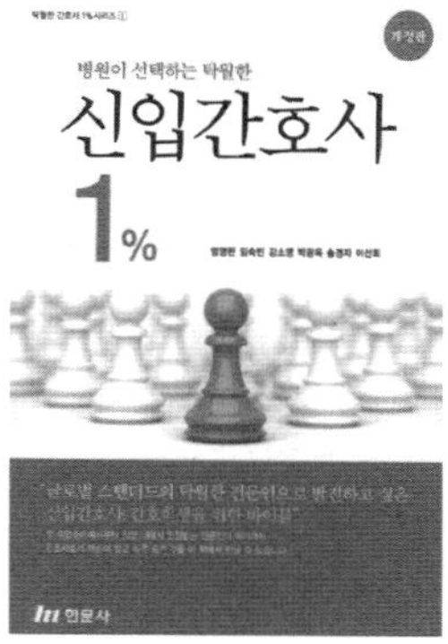

병원이 선택하는 탁월한 신입간호사 1%

엄영란 등
현문사
2017.

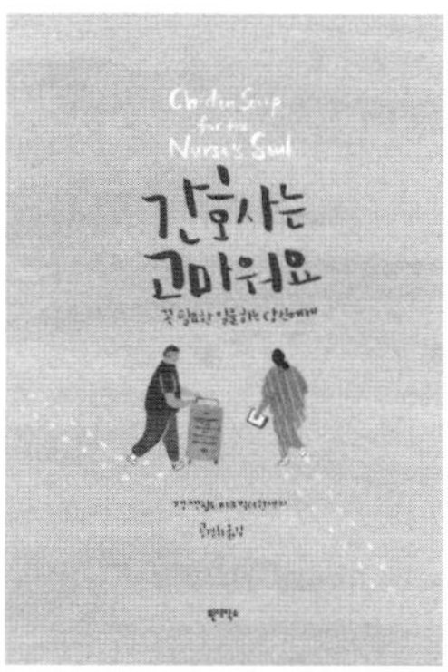

간호사는 고마워요

잭 캔필드, 마크빅터 한센/공경희 역
원더박스
2017.

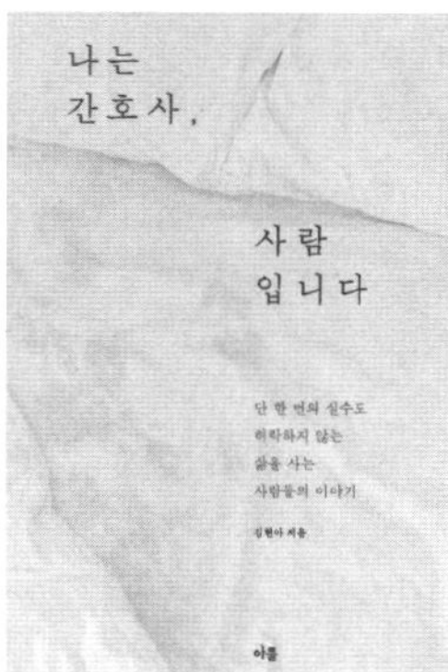

나는 간호사, 사람입니다

김현아
아를
2023.

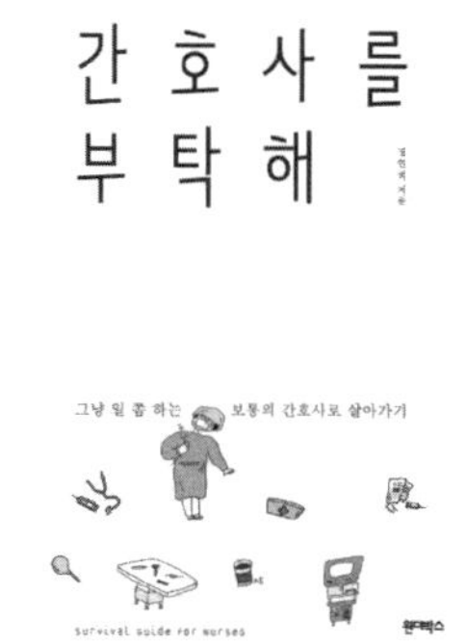

간호사를 부탁해

정인희
원더박스
2017.

전국 상급종합병원 / 종합병원 소개 * 대한간호협회 홈페이지 참조

지역	병원명	설립구분	종류	병상수	우편번호	주소
서울	가톨릭대학교서울성모	학교법인	상급종합	1356	06591	서초구 반포대로 222
서울	강북삼성	의료법인	상급종합	700	03181	종로구 새문안로 17
서울	건국대학교	학교법인	상급종합	869	05030	광진구 능동로 120-1
서울	경희대학교	학교법인	상급종합	1110	02447	동대문구 경희대로 23
서울	고려대학교의과대학부속구로	학교법인	상급종합	1048	08308	구로구 구로동로 148
서울	고려대학교의과대학부속	학교법인	상급종합	1051	02841	성북구 인촌로 73
서울	삼성서울	사회복지법인	상급종합	1979	06351	강남구 일원로 81
서울	서울대학교	특수법인	상급종합	1786	03080	종로구 대학로 101
서울	서울아산	재단법인	상급종합	2704	05505	송파구 올림픽로43길 88
서울	순천향대학교서울	학교법인	상급종합	704	04401	용산구 대사관로 59
서울	연세대학교의과대학강남세브란스	학교법인	상급종합	815	06273	강남구 언주로 211
서울	연세대학교의과대학세브란스	학교법인	상급종합	2471	03722	서대문구 연세로 50-1
서울	인제대학교 상계백	학교법인	상급종합	656	01757	노원구 동일로 1342
서울	중앙대학교	학교법인	상급종합	839	06973	동작구 흑석로 102
서울	한양대학교	학교법인	상급종합	825	04763	성동구 왕십리로 222
서울	강동경희대학교	학교법인	종합	718	05278	강동구 동남로 892
서울	서울특별시보라매	시립	종합	767	07061	동작구 보라매로5길 20
서울	서울특별시서울의료원	특수법인	종합	623	02053	중랑구 신내로 156
서울	을지대학교 을지	의료법인	종합	602	01830	노원구 한글비석로 68
서울	중앙보훈	특수법인	종합	1001	05368	강동구 진황도로61길 53
서울	한림대학교강남성심	학교법인	종합	538	07441	영등포구 신길로 1
서울	서울특별시서남	시립	병원	361	08049	양천구 신정이펜1로 20
서울	청량리정신	개인	병원	500	02487	동대문구 제기로 142
부산	고신대학교복음	학교법인	상급종합	948	49267	서구 감천로 262
부산	동아대학교	학교법인	상급종합	965	49201	서구 대신공원로 26
부산	부산대학교	특수법인	상급종합	1248	49241	서구 구덕로 179
부산	인제대학교부산백	학교법인	상급종합	892	47392	부산진구 복지로 75
부산	부산광역시의료원	특수법인	종합	562	47527	연제구 월드컵대로 359
부산	부산보훈	특수법인	종합	535	46996	사상구 백양대로 420
부산	인제대학교해운대백	학교법인	종합	1004	48108	해운대구 해운대로 875
부산	대남	의료법인	병원	600	47055	사상구 학감대로 39번길 116
부산	연산	의료법인	병원	540	47595	연제구 배산북로 50
대구	경북대학교	특수법인	상급종합	848	41944	중구 동덕로 130

지역	병원명	설립구분	종류	병상수	우편번호	주소
대구	계명대학교동산	학교법인	상급종합	908	41931	중구 달성로 56
대구	대구가톨릭대학교	학교법인	상급종합	849	42472	남구 두류공원로17길 33
대구	영남대학교	학교법인	상급종합	931	42415	남구 현충로 170
대구	대구의료원	특수법인	종합	544	41845	서구 평리로 157
대구	칠곡경북대학교	특수법인	종합	589	41404	북구 호국로 807
인천	가천대길	의료법인	상급종합	1400	21565	남동구 남동대로774번길 21
인천	가톨릭대학교인천성모	학교법인	상급종합	797	21431	부평구 동수로 56
인천	인하대학교 의과대학부속	학교법인	상급종합	892	22332	중구 인항로 27
인천	가톨릭관동대학교국제성모	학교법인	종합	560	22711	서구 심곡로100번길 25
인천	글로리	개인	병원	520	21344	부평구 길주로 655
광주	전남대학교	특수법인	상급종합	1017	61469	동구 제봉로 42
광주	조선대학교	학교법인	상급종합	715	61453	동구 필문대로 364
광주	광주보훈	특수법인	종합	584	62284	광산구 첨단월봉로 99
광주	광주기독	재단법인	종합	540	61661	남구 양림로 37
대전	충남대학교	특수법인	상급종합	1354	35015	중구 문화로 282
대전	가톨릭대학교대전성모	학교법인	종합	662	34943	중구 대흥로 64
대전	건양대학교	학교법인	종합	829	35365	서구 관저동로 158
대전	대전선	의료법인	종합	550	34811	중구 목중로 29
대전	을지대학교	학교법인	종합	940	35233	서구 둔산서로 95
울산	울산대학교	학교법인	상급종합	913	44033	동구 방어진순환도로 877
경기	고려대학교 안산	학교법인	상급종합	710	15355	안산시단원구적금로123
경기	분당서울대학교	특수법인	상급종합	1331	13620	성남시 분당구 구미로173번길 82
경기	아주대학교	학교법인	상급종합	1185	16499	수원시 영통구 월드컵로 164
경기	한림대학교성심	학교법인	상급종합	816	14068	안양시 동안구 관평로170번길 22
경기	가톨릭대학교 부천성모	학교법인	종합	584	14647	부천시 원미구 소사로 327
경기	가톨릭대학교 의정부성모	학교법인	종합	712	11765	의정부시 천보로 271
경기	국립암센터	특수법인	종합	567	10408	고양시 일산동구 일산로 323
경기	국민건강보험 일산	특수법인	종합	742	10444	고양시 일산동구 일산로 100
경기	동국대학교일산불교	학교법인	종합	635	10326	고양시 일산동구 동국로 27
경기	명지	의료법인	종합	620	10475	고양시 덕양구 화수로14번길 55
경기	분당제생	의료법인	종합	568	13590	성남시 분당구 서현로180번길 20
경기	인제대학교 일산백	학교법인	종합	643	10380	고양시 일산서구 주화로 170
경기	차의과학대학교분당차	의료법인	종합	854	13496	성남시 분당구 야탑로 59

지역	병원명	설립구분	종류	병상수	우편번호	주소
경기	한양대학교구리	학교법인	종합	575	11923	구리시 경춘로 153
강원	원주세브란스기독	학교법인	상급종합	854	26426	원주시 일산로 20
강원	강릉아산	재단법인	종합	720	25440	강릉시 사천면 방동길 38
강원	강원대학교	특수법인	종합	576	24289	춘천시 백령로 156
강원	근로복지공단태백	특수법인	종합	535	26052	태백시 보드미길 8
강원	동해동인	의료법인	종합	368	25751	동해시 하평로 26
강원	한림대학교춘천성심	학교법인	종합	500	24253	춘천시 삭주로 77
강원	근로복지공단동해	특수법인	병원	379	25738	동해시 하평로 11
충북	충북대학교	특수법인	상급종합	681	28644	청주시 서원구 1순환로 776
충북	청주성모	재단법인	종합	550	28323	청주시 청원구 주성로 173-19
충북	청주의료원	의료법인	종합	653	28547	청주시 서원구 흥덕로 48
충남	단국대학교 의과대학 부속병원	학교법인	상급종합	811	31116	천안시 동남구 망향로 201
충남	순천향대학교천안	법인	상급종합	859	31151	천안시 동남구 순천향6길 31
충남	국립법무병원	국립	병원	1,200	214716	공주시 반포면 반포초교길 253
전북	전북대학교병원	학교법인	상급종합	1104	54907	전주시 덕진구 건지로 20
전북	부안성모	개인	종합	366	56313	부안군 부안읍 오정2길 24
전북	예수	재단법인	종합	791	54987	전주시 완산구 서원로 365
전남	화순전남대학교	특수법인	상급종합	701	58128	화순군 화순읍 서양로 322
전남	목포한국	개인	종합	600	58643	목포시 영산로 483
전남	성가롤로	재단법인	종합	588	57931	순천시 순광로 221
전남	해남우리	개인	종합	500	59021	해남군 옥천면 해남로 597
경북	경산중앙	의료법인	종합	529	38646	경산시 경안로 11
경북	문경제일	의료법인	종합	940	36986	문경시 당교3길 25
경북	안동	의료법인	종합	1036	36743	안동시 앙실로 11
경북	안동성소	재단법인	종합	743	36690	안동시 서동문로 99
경북	포항성모	재단법인	종합	500	37661	포항시 남구 대잠동길 17
경남	경상대학교	특수법인	상급종합	913	52727	진주시 강남로 79
경남	성균관대학교삼성창원	학교법인	종합	744	51353	창원시 마산회원구 팔용로 158
경남	양산부산대학교	특수법인	종합	1235	50612	양산시 물금읍 금오로 20
제주	S-중앙	의료법인	종합	361	63109	제주시 월랑로 91
제주	제주대학교	학교법인	종합	646	63241	제주시 아란13길 15
제주	제주한라	의료법인	종합	597	63127	제주시 도령로 65

참고문헌

강규형(2012). 성공을 바인딩하라. 지식의날개.

권석만(2013). 인생의 2막 대학생활. 학지사.

게리켈러, 제이 파파산/구세희 옮김(2013). The ONE Thing /원씽. 비즈니스북수

구본형(2005). 그대 스스로를 고용하라. 김영사.

구본형(2008). 세월이 젊음에게. 청림출판.

김난도(2010). 아프니까 청춘이다. 쌤앤파커스.

김정숙, 김윤민, 장금성, 김복남, 정석희(2015). 간호리더십에 대한 개념 분석. 간호행정학회지, 21(5), 575-586.

김형철(2017). 철학의 힘. 위즈덤하우스.

대한간호협회/협회소개/윤리강령http://www.koreanurse.or.kr/about_KNA/ethics.php

대한간호협회/정보자료실/전문간호사되는길http://www.koreanurse.or.kr/resources/be_specialist.php

도쓰카 마카마사/김대환 역(2014). 세계최고의 인재들은 왜 기본에 집중할까. 비즈니스북스.

로버트마우어/장원철 역(2016). 끝까지 계속하게 만드는 아주 작은 반복의 힘. 스몰빅라이프.

멜 로빈스(2020). 5초의 법칙. 한빛 비즈.

박상배(2015). 인생의 차이를 만든 독서법 본 깨 적. 예담.

박선영. 김원경. 최하림(2017). 에니어그램 성격유형에 따른 간호대학생의 간호전문직관, 창의적 리더십, 간호진로분야 선호도의 차이. 학습자중심교과교육연구. 17(19). 733-750.

벤저민 하디/최은아(2023). 퓨처셀프. 상상스퀘어

신미아(2013). 간호대학생의 봉사활동, 자아존중감및 직업존중감이 전공만족도에 미치는 영향. 한국콘텐츠학회논문지, 13(11), 1024-1035.

쉬셴장/하정희 역(2018). 하버드 첫강의 시간관리 수업. 리드리드출판.

스티븐코디/김경섭 역(2005). 성공하는 사람의 7가지 습관. 김영사.

양창삼(2005). 인간관계의 이해. 창지사.

엄영란 외(2009). 병원이 선택하는 탁월한 신입간호사1%. 현문사.

유영만(2008). 상상하여?창조하라!. 위즈덤하우스.

윤태익(2007). 머리가슴장으로 해결하라. 나무생각.

윤홍균(2016). 자존감 수업. 심플라이프.

이어령(2013). 젊음의 탄생. 마로니에북스. (개정신판).

이용화(2015). DISC행동유형에 따른 간호대학생의 전공만족도, 간호전문직관과 대학생활 만족도의 차이. 학습자중심교과교육학회, 15(2), 523-538.

이의용(2017). 스무살 나의 비전. 2판. 학지사.

이지성(2017). 꿈꾸는 다락방. 차이정원. (10주년 개정증보판).

정흥수(2022). 말 잘한다는 소리를 들으면 소원이 없겠다. 비즈니스북스

제임스 클리어(2019). 아주작은 습관의 힘 ATOMIC HABITS. 비즈니스북스.

조용개 외(2010). 대학생활을 위한 학습전략포트폴리오. 학지사

피터드러커(2010). 성과를 향한 도전. 간디서원.

피터드러커(2003). 자기경영노트. 한국경제신문사.

켈리 최(2023). 100일 아침습관의 기적. 다산북스

한국에니어그램교육연구소. https://www.kenneagram.com:9001/

한국MBTI심리연구소 https://kmbti.co.kr/MBTItest/lending.php

한상영, 정순영(2017). 간호대학생의 MBTI성격유형에 따른 임상실습스트레스와 회복탄력성과의 관계. 한국컴퓨터정보학회논문지, 22(7). 117-123.